Kohlhammer

Die Autorinnen

Andrea Kerres
Professorin an der Katholischen Stiftungshochschule München, Studiengangslei-
tung für den Studiengang Pflegepädagogik, Psychologin, Supervisorin
Christiane Wissing
Pflegepädagogin (M.A.), Referentin des Simlabs der Katholischen Stiftungshoch-
schule München.

Unter Mitarbeit von

Alexandra Bader
Maximilian Brandl
Albert Brandmeier
Maria Dangl
Benjamin Dill
Christina Fröhling
Philipp Gläser
Jennifer Gobbers
Laura Gundel
Julia Hafensteiner
Karina Helsinger
Katharina Huber
Lukas Kern
Tamara Kühlwein
Theresa Lieb
Florian Liebrecht
Sarah Micucci
Theresa Misof
Marina Neumair
Franziska Peter
Sandra Roth
Nicole Schmid
Suzanne van der Linden-Craig
Melanie Wiesmann
Anne Ziebell
Ilknur Kaya Zirek
Andreas Zuber

Andrea Kerres/Christiane Wissing

Planspiele
Pflege und Gesundheit

Anwendungsbeispiele
für die berufliche Bildung

Verlag W. Kohlhammer

Piktogramme

 Bedingungsanalyse

 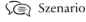 Szenario

Stolpersteine und Herausforderungen — Rollenbeschreibung

Arbeitsauftrag — Ereigniskarte

1. Auflage 2020

Alle Rechte vorbehalten
© W. Kohlhammer GmbH, Stuttgart
Gesamtherstellung: W. Kohlhammer GmbH, Stuttgart

Print:
ISBN 978-3-17-035817-1

E-Book-Formate:
pdf: ISBN 978-3-17-035818-8
epub: ISBN 978-3-17-035819-5
mobi: ISBN 978-3-17-035820-1

Vorwort

Von der Idee zum Buch

Ausschlaggebend für die Idee zu diesem Buch war die Tatsache, dass an der Katholischen Stiftungshochschule München seit Beginn des Studiengangs Pflegemanagement im Jahr 1996 regelmäßig für die Studierenden in den höheren Semestern ein Planspiel zum Thema Management von Einrichtungen zwischen ein und drei Blocktagen durchgeführt wurde. Die Resonanz der Studierenden war immer und ist bis zum heutigen Tag sehr positiv. Letztlich hat sich dieser Erfolg bis zu den Studierenden der Pflegepädagogik herumgesprochen, sodass uns diese nach dem Motto »Steter Tropfen höhlt den Stein« über einige Semester hin wiederholt angesprochen und darum gebeten haben, doch auch ein Planspiel für ihr Berufsfeld zu entwickeln. Davon überzeugt, dass der Transfer-Effekt auch auf das pädagogische Handlungsfeld übertragbar ist und dadurch eine hohe Wirksamkeit für das reale Agieren erzielt werden kann, waren wir hinreichend motiviert, auch für die Studierenden der Pflegepädagogik ein Planspiel-Projekt in ein Modul des Curriculums einzufügen.

Zunächst haben wir uns mit Schulleitungen und Pflegepädagogen bei allen möglichen Anlässen darüber ausgetauscht, ob für den Aktionsbereich Schule und Unterricht ein Planspiel als Simulations-Methode attraktiv und effizient genug wäre. Die Resonanz war durchwegs positiv, wenn sich auch einige der Befragten nicht wirklich vorstellen konnten, dass ein Planspiel für ihre Alltagsroutine einen Mehrwert besitzen könnte. Dennoch gingen wir den nächsten Schritt auf dem Weg zur Umsetzung an. Zunächst erstellte Christiane Wissing ein Planspiel zum Thema Kindeswohl (▶ Kap. 3) und testete das an einer Klasse in einer Berufsfachschule für Gesundheits- und Krankenpflege. Auch hier war das Feedback seitens der Lernenden und Lehrenden positiv und ermutigte uns letztendlich, für Studierende der Pflegepädagogik ein konkretes Planspiel-Projekt zu entwickeln.

Im Kontext der Modulvorbereitung wurde allerdings deutlich, dass es für das Berufsfeld Pflege bedauerlicherweise kaum konkret geplante Planspiele gibt, geschweige denn, Szenarien mit didaktisch-methodischer Theoriebasis vorliegen. Vor dem Hintergrund dieser Tatsache dachten wir darüber nach, wie diese Lücke zu schließen wäre und die Idee zu einem Buch zum Thema Planspiele in der Pflegebildung entstand. So nahmen wir Kontakt mit dem Verlag auf. Die Reaktion auf unser Anliegen war unterstützend und konstruktiv. Im weiteren Erstellungsprozess wurden wir sehr kompetent begleitet. Dafür möchten wir uns auf das Herzlichste bedanken. Ebenso gilt unser Dank den Studierenden, die sich auf den Prozess der Erstellung, Durchführung und Auswertung der Planspiele eingelassen haben.

Den Lehrenden und Lernenden wünschen wir – neben einem hohen Spaßfaktor – sicht- und spürbare Lernerfolge bei der Durchführung von Planspielen jener Kategorien, wie sie im Folgenden dargestellt und beschrieben werden.

Die Erarbeitung dieses Buches hat den Autorinnen viel Freude bereitet. Dies hängt natürlicherweise auch damit zusammen, dass wir selbst neue Erkenntnisse und Einblicke gewonnen haben. Und Lernen ist bekanntlich immer dann am effektivsten, wenn es Spaß und Freude macht. In diesem Sinne wünschen wir Ihnen auch viel Spaß und Freude beim Lesen des Buches! Möglicherweise planen Sie bald schon Ihr eigenes Planspiel für Ihren Unterricht. Wir freuen uns auf Ihre Rückmeldungen!

Andrea Kerres &   München, im Oktober 2019
Christiane Wissing

Inhalt

1 Einführung: Das Planspiel

1.1 Was ist ein Planspiel?

Die Ursprünge der Planspiel-Methode liegen im »militärischen Sandkasten- und Manöverspiel« (Matthies, Krömker & Höger 1995, S. 7). Im Wirtschaftsbereich ist die Methode Planspiel bereits fest etabliert – jedem dürfte das »Planspiel Börse« ein Begriff sein (vgl. Deutscher Sparkassen Verlag GmbH). Im Bereich der Pflegeausbildung gibt es aktuell keine öffentlich zugänglichen Planspiele oder Artikel zu dieser Methode. Dabei haben die Erfahrungen in der politischen Bildung bereits gezeigt, dass diese Methode sehr gut geeignet ist, um in einem sicheren Rahmen intra- sowie interprofessionelle Kooperationen und komplexe Zusammenhänge aufzuzeigen (Matthies et al. 1995/BPB o. J.). Innerhalb einer vorgegebenen, beruflich relevanten Situation schlüpfen die Lernenden in unterschiedliche Rollen und erfahren so »hautnah« die darin stattfindenden Dynamiken und Vorgänge (vgl. BPB o. J.).

Nach Klippert (2008, S. 20) wird ein Planspiel als *»eine relativ offene [...] Problemsituation, die pädagogisch-didaktisch vereinfacht ist und nach einer irgendwie gearteten Lösung verlangt«* verstanden. Im Mittelpunkt eines Planspiels steht eine relevante Situation aus der beruflichen Praxis, welche realistische Anknüpfungspunkte und Konfrontationen mit Praxissituationen aus dem beruflichen Handlungsfeld beinhaltet. Durch die Einbindung verschiedener Interessengruppen entsteht ein Wettbewerb. Somit besteht die Möglichkeit, gezielt in praxisbezogene Probleme einzutauchen und in einem geschützten Rahmen den Umgang mit solchen Situationen und daraus resultierenden Konsequenzen zu erfahren sowie Verhaltensweisen zu reflektieren (Reich 2017). Die Lernenden erhalten die Aufgabe, gruppenintern in Rollen zu schlüpfen und als diese zu agieren, einen Strategieplan aufzustellen und in Interaktion mit den anderen Akteuren zu treten.

Somit sind die Lernenden die Hauptakteure des Planspiels. Die Lehrperson agiert als Spielleitung, steht jedoch für Rückfragen zur Verfügung. Der idealtypische Verlauf eines Planspiels gliedert sich nach Reich (2017) in folgende sieben Phasen (▶ Abb. 1.1). In der Einführungsphase erhalten die Lernenden Informationen zum Planspiel, zu den Spielregeln sowie die Lernmaterialien. Es folgt die Informations- und Lesephase, in der die Situationsbeschreibung gelesen sowie die vorliegenden Informationen gesichtet werden. Anschließend verständigen sich die Lernenden auf eine Strategie. Sie überlegen, was sie im Rahmen ihrer Rolle erreichen wollen, wen sie dafür brauchen und mit welchen Hürden möglicherweise im Spielverlauf gerechnet werden muss. Jede Gruppe gibt ihre Interaktionswünsche ab, die Spielleitung plant die Reihenfolge, in der die Gespräche stattfinden werden. Hierbei ist zu beachten, dass nicht nach dem Eingang der Wünsche vorgegangen wird. Wie im realen Leben kommen nicht alle Termine zustande. Möglicherweise kam eine E-Mail nicht an, die andere Partei ist nicht am Gespräch interessiert oder sagt kurz vorher einen geplanten Termin ab. In der Interaktionsphase finden die Gespräche statt. Nach den Gesprächen gehen die Lernenden wieder ihre Strategie durch und planen das weitere Vorgehen. Die Spielleitung steuert den Spielverlauf anhand von Ereignissen. So kann der Spielverlauf »befeuert« werden und stellt die Lernenden immer wieder vor Herausforderungen, analog dem realen Leben. Eine Möglichkeit ist es, im Rahmen des Planspiels eine Sitzung oder eine anderweitige Veranstaltung vorbereiten zu lassen, die dann tatsächlich von einer Rolle oder auch von mehreren Rollen durchgeführt wird. Abschließend wird das Planspiel in der Großgruppe unter der Moderation der Spielleitung ausgewertet und Zusammenhänge zur Realität werden hergestellt.

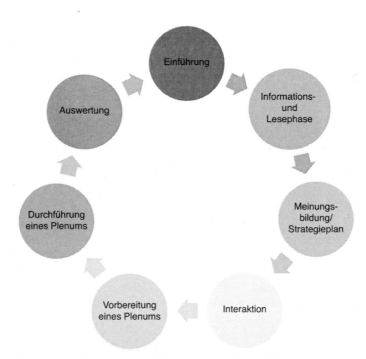

Abb. 1.1: Phasen eines Planspiels (modifiziert nach Reich 2017)

1.2 Was bietet ein Planspiel mit Blick auf die generalistische Ausbildung und Kompetenzorientierung?

Durch die Ausrichtung an der Realität erhält bei der Methode Planspiel der Praxistransfer einen hohen Stellenwert, um der oft als Kluft wahrgenommenen Differenz zwischen Theorie und Praxis begegnen zu können. Lerninhalte werden zunehmend an einem Sinnzusammenhang der beruflichen Tätigkeit ausgerichtet (Falk & Kerres 2003). Im Hinblick auf die generalistische Ausbildung wird der Fokus auf den notwendigen Theorie-Praxis-Transfer gelenkt, um »berufsrelevante Verknüpfungen leisten zu können« (Schneider 2003, S. 285) und somit die geforderte Handlungskompetenz als Ausbildungsziel zu erreichen.

Insgesamt stellen vielfältige Veränderungen, bedingt durch den medizinischen und technischen Fortschritt sowie die Auswirkungen des demografischen und epidemiologischen Wandels, die Sektoren des Gesundheitssystems vor enorme Anforderungen. Durch den Anstieg an Patient/-innen mit hochkomplexen pflegerischen Problemen, werden zukünftig vor allem vulnerable sowie multimorbide Personengruppen zu versorgen sein. Altenpflege und Krankenpflege verschmelzen zunehmend miteinander. Während in der Krankenpflege aufgrund hoher Patientenzahlen mit neurodegenerativen Erkrankungen immer mehr altenpflegerische Kompetenzen benötigt werden, bedürfen ältere Menschen zunehmend auch krankenpflegerischer Versorgung. Auch die Kinderkrankenpflege bleibt von diesen Veränderungen nicht unberührt. So gewinnt professionelles pflegerisches Wissen über alle Altersstufen auch in diesem Bereich zunehmend an Bedeutung. Dies ist vor allem damit zu begründen, dass der medizinische Fortschritt es ermöglicht, dass beispielsweise Kinder mit schwerwiegenden Erkrankungen das Erwachsenenalter erreichen. Um eben diesen gesellschaftlichen und fortschrittlichen Veränderungen gerecht werden zu können, bedarf es eines neuen Qualifikationsprofils, welches generationen- und sektorenübergreifendes Wissen und Denken sowie die Kooperation mit anderen Berufsgruppen zunehmend in den Mittelpunkt stellt (Darmann-Finck & Muths 2017).

Hierfür bietet die Methode Planspiel vielfältige Chancen. Komplexe pflegerische Situationen können so aufbereitet werden, dass es den Pflegeschüler/-innen gelingt, sich in eine ernsthafte Abbildung der Realität mit all ihrer Komplexität einzufühlen.

Das Szenario kann alle denkbaren Disziplinen und Berufsgruppen des Gesundheitswesens umfassen, wodurch sektorenübergreifendes Denken sowie eine Perspektivenübernahme ermöglicht wird. Somit bietet die Methode enorme Chancen für die interdisziplinäre Zusammenarbeit im Gesundheitsbereich. Die Pflegeschüler/-innen lernen, welche Disziplinen bei welchen pflegerischen Problemen hinzugezogen werden sollten bzw. müssen, welche Aufgabenbereiche diese umfassen und wie diese zur Problemlösung beitragen können. Somit kann den Spielteilnehmenden die Relevanz eines fächerübergreifenden Verständigungsprozesses wahrnehmbar vermittelt werden. Dadurch kann es gelingen, die

Fachdisziplinen der Kinder-, Kranken- und Altenpflege im Sinne der generalistischen Pflegeausbildung miteinander zu verknüpfen.

In der Kultusministerkonferenz (KMK) wurde als Bildungsstandard die Erlangung von Kompetenzen als Ausbildungsziel festgelegt. Fähigkeiten, Vorstellungen und Einstellungen sollen im Unterricht weiterentwickelt und eine Handlungskompetenz erreicht werden (Helmke 2015). Die Auszubildenden im Bereich der Pflege stehen in ihrem Arbeitsalltag vor vielen Aufgaben und Herausforderungen. Allein das theoretische Wissen aus dem Unterricht befähigt sie nicht, anspruchsvolle Situationen am Patienten zu meistern. Hierfür ist eine umfassende Handlungskompetenz notwendig, die sich aus dem Faktenwissen, dem prozeduralen, situativen und dem Handlungswissen zusammensetzt (Schewior-Popp 2005). Fachspezifische Kernthemen sollen laut KMK möglichst häufig recherchiert, konstruiert, kommuniziert, präsentiert und reflektiert sowie Problemlösungen gefunden werden. In der Ausbildungs- und Prüfungsverordnung für die Pflegeberufe (PflAPrV) wird gefordert, dass die Auszubildenden ihre Aufgaben zielorientiert, sachgerecht, methodengeleitet und selbständig lösen können. Während des Unterrichts ist die Entwicklung der personalen sowie der Sozialkompetenz und die Selbständigkeit zu fördern (§ 2 PflAPrV). Durch die Methode Planspiel im Unterricht können diese Forderungen quasi »spielend« in der Pflegeausbildung umgesetzt werden (Klippert 2008).

Im Mittelpunkt eines Planspiels steht der kreative und zielführende Umgang der Lernenden mit den jeweiligen Situationen. Hervorzuheben ist die hohe Eigenständigkeit und Eigenverantwortlichkeit der Schüler und Schülerinnen. »Mit einem hohen Maß an Selbststeuerung kommen hier Kompetenzen zur Entfaltung, die im außerschulischen Alltag von großer Bedeutung sind.« (Mattes 2011, S. 165).

Durch die Konzeptionierung komplexer pflegerischer Situationen durch die Lehrkraft, sind die Schüler/-innen gefordert, problemlösend, vernetzt und abstrakt zu denken, Situationen zu bewerten und zu analysieren, ihr Vorgehen entsprechend zu planen, sich notwendige Informationen zu beschaffen, Entscheidungen zu treffen und ihr Handeln zu reflektieren (Matthies et al. 1995). Sie müssen Verantwortung übernehmen, sich in Kritik üben und Ausdauer zeigen, wenn es vielleicht einmal nicht so läuft wie geplant. Darüber hinaus lernen sie, im Team zu agieren, Kooperationen einzugehen, Akzeptanz gegenüber den Meinungen anderer zu zeigen und sich in andere hineinzuversetzen. Zur Entscheidungsfindung und Situationseinschätzung bedarf es darüber hinaus fachlicher Kenntnisse. Die Methode des Planspiels kann somit sowohl Fach-, Sozial-, Methodenkompetenz und Personale Kompetenz bei den Schüler/-innen gezielt fördern. Matthies, Krömker und Höger (1995) sprechen auch von einer »Systemkompetenz«: Im Spiel erleben die Lernenden direkt, wie ein komplexes System im Zusammenspiel vielfältiger Faktoren eine eigene Dynamik entwickelt und welchen Stellenwert das Verhalten einzelner Rollen in diesem Prozess einnehmen kann. Des Weiteren wird deutlich gemacht, welche Abhängigkeiten bei den individuellen Strategien, Zielen und Handlungen im Gesamtsystem bestehen und was diese für den Umgang mit dieser Situation bedeuten.

1.3   Das Planspiel als Aufgabe im Studium der Pflegepädagogik

Im Wintersemester 2017/2018 entstand die Idee, den Studierenden der Pflege-pädagogik die Methode des Planspiels näher zu bringen. Zunächst stand die Durchführung eines Planspiels im Vordergrund. Somit wurde ein für angehende Lehrende im Bereich der Pflegebildung berufstypisches Szenario entwickelt, wel-ches die Strukturen, Abläufe und Vorkommnisse beinhaltete, die in einer Pflege-schule (Gesundheits- und Krankenpflege, Altenpflege sowie Krankenpflegehilfe) in der Realität zu finden sind. Das Planspiel wurde über mehrere Wochen ge-spielt und beinhaltete die Rolle des Pflegedirektors, der jeweiligen Schulleitun-gen (GKP und AP), dem Lehrerkollegium und den Schüler/-innen (GKP/AP/ KPH). Die Studierenden entwickelten einen Strategieplan und gaben jede Wo-che ihre Kommunikationswünsche mit den anderen Personen via Mail an die Spielleitung ab. Die Gespräche fanden im wöchentlichen Rhythmus face-to-face statt. Die Terminierung wurde durch die Spielleitung festgelegt, so kam es mit-unter auch vor, dass Termine nicht wie gewünscht zustande kamen und Ge-sprächspartner kurzfristig oder gar nicht absagten. So wie es im wahren Leben durchaus auch vorkommt. Die Spielleitung lenkte das Spiel, damit der Spielfluss gewährleistet war. Ab und an wurde dieser auch »befeuert«, z. B. mit Pressemit-teilungen. Die Studierenden identifizierten sich sehr mit ihren Rollen und emp-fanden eine Abgrenzung als schwierig. Das Ansprechen mit dem Namen der Rolle auf dem Flur, außerhalb des Spiels zeigte dies. Auch standen Fragen wie »Muss ich immer per Mail erreichbar sein?«, »Was denkt der andere über mich?« oder »Wir sind nicht beachtet worden« im Vordergrund und bildeten somit exemplarisch durchaus die Realität ab.

Projekt Planspiel

Nachdem Studierende der Pflegepädagogik ein Planspiel durchlebt hatten und dieses durchweg positiv bewerteten, wurde die Idee weiterverfolgt, die Methode Planspiel in die Pflegeschulen zu bringen.

Die Idee war, dass Studierende des 6. Semesters für vorgegebene Themen der Schulen ein Planspiel entwickeln, dieses im 7. Semester vor Ort mit einer realen Klasse durchführen und im Anschluss den Prozess reflektieren sowie evaluieren sollten. Die Pflegeschulen reagierten sehr aufgeschlossen auf die Anfrage und hatten sehr schnell auch mögliche Themen parat. Jeder Schule wurde eine Grup-pe von Studierenden zugeteilt, die in Rücksprache und Absprache mit der Projektverantwortlichen aus der Schule »ihr« Planspiel entwickelte. Nach Durch-führung des Planspiels präsentierten die Studierendengruppen ihre Highlights sowie ihren Lernprozess an der Hochschule.

Erfassen der Schlüsselsituationen (nach Lüftl 2018)

Um eine tragfähige Situation aus der Lebenswelt der Lernenden zu entwickeln, sollten die Studierenden Schlüsselsituationen mit den Lernenden zu dem jeweiligen Themenfeld erheben. Hierfür bietet die interaktionistische Pflegedidaktik nach Darmann-Finck (2010)[1] einen theoretischen Bezugsrahmen. Unter einer Schlüsselsituation wird nach Lüftl (2018, S. 186) eine Situation verstanden, die »*Strukturen, Gesetzesmäßigkeiten, Zusammenhänge, Konflikte und Widersprüche des Pflegeberufs*« enthält. Neben den Schlüsselsituationen, die im Mittelpunkt dieser Pflegedidaktik stehen, bildet die heuristische Matrix ein Gerüst für Lehrende, um ein Planspiel in einen »Begründungs- und Reflexionsrahmen« zu setzen (Lüftl 2018, S. 186). Häufig steht fachliches Wissen als Lösungsansatz im Mittelpunkt der Pflegeausbildung. Jedoch sollten beruflich relevante Lernsituationen die Komplexität der Realität widerspiegeln und ein echtes Dilemma enthalten (Lüftl 2018).

Die Matrix setzt auf drei Ebenen an:

- Technisches Erkenntnisinteresse: wissenschaftsbasierte Erklärung und instrumentelle Lösung pflegerischer und gesundheitsbezogener Problemstellungen
- Praktisches Erkenntnisinteresse: Verstehen und Verständigen in den Problemsituationen
- Emanzipatorisches Erkenntnisinteresse: kritische Reflexion der paradoxen und restriktiven gesellschaftlichen Strukturen der Pflege

(Lüftl 2018, S. 193)

Im ersten Schritt gestalteten die Studierenden eine Sequenz mit vier Unterrichtseinheiten. In dieser Unterrichtseinheit sollten die Lernenden die Studierenden kennenlernen sowie die Methode Planspiel vorgestellt und die Schlüsselsituationen erhoben werden. Hierfür erhielten die Schüler/-innen einen Arbeitsauftrag.

Arbeitsauftrag für Schülerinnen und Schüler der Pflegeschule

Denken Sie bitte an eine Situation in der Pflegepraxis, die mit dem Thema xy zu tun hatte und Sie nachhaltig negativ beeindruckt hat.

Es sind unterschiedliche Situationen denkbar, nachfolgend nur einige Anregungen: Es kann sich beispielsweise um Situationen handeln, in denen Sie bei Pflegebedürftigen den Bedarf ermittelt, geplant, durchgeführt oder evaluiert haben. Vielleicht haben Sie die Durchführung der Pflegemaßnahmen aber auch beobachtet oder Personen zur Durchführung angeleitet.

---

1 In dem vorliegenden Buch wird die interaktionistische Pflegedidaktik nicht vertieft dargestellt. Hierfür wird auf Darmann-Fincks Werk (2010) verwiesen.

Vergegenwärtigen Sie sich diese Situation bitte noch einmal so, wie sie stattgefunden hat und beschreiben Sie diese schriftlich in Ihren eigenen Worten. Beschreiben Sie dabei vor allen Dingen auch, was Sie in dieser Situation gedacht und gefühlt haben. (Lüftl 2018, S. 198)

Die unterschiedlichen Herangehensweisen werden ausschnittsweise in den studentischen Beiträgen beschrieben.

Im zweiten Schritt schließt sich der Prozess der Analyse an (Lüftl 2018), der anhand in der Matrix hinterlegter Leitfragen durchgeführt wird. Dieser Schritt wurde von den Studierenden nicht alleine durchgeführt, sondern mit Lehrenden der Einrichtungen zusammen. Somit werden die Eindrücke unterschiedlicher Positionen miteinbezogen und als Ergebnis können die einzelnen Perspektiven (Schüler/-innen, Patient/-in, Angehörige, Pflegekräfte, u. v. m.) als eine Rolle formuliert werden. Des Weiteren müssen ausreichend Handlungsoptionen jeder Rolle mitgedacht sowie Ereignisse im Vorhinein geplant werden, um einen kontinuierlichen und spannenden Spielverlauf zu gewährleisten.

Anschließend wurde das Planspiel von den Studierenden in den Einrichtungen mit den Lernenden durchgeführt. Das Planspiel selbst sollte acht Unterrichtseinheiten, sprich einen gesamten Unterrichtstag, umfassen. Einen wichtigen Punkt stellt das Debriefing nach dem Planspiel dar (Kriz & Nöbauer 2012).

Literatur

Bundesministerium für Gesundheit und Bundesministerium für Familie, Senioren, Frauen und Jugend (2016) Eckpunkte für eine Ausbildung- und Prüfungsverordnung zum Entwurf des Pflegeberufegesetz. http://www.bundesgesundheitsministerium.de/fileadmin/Dateien/3_Downloads/P/Pflegeberuf/Eckpunkte_APrVO.pdf (entnommen am 04.01.19)
BPB (o. J.): Politik Handlungsorientiert vermitteln: Die Methodik (http://www.bpb.de/lernen/formate/planspiele/, Zugriff am 07.04.2019)
Darmann-Finck (2010) Interaktion im Pflegeunterricht. Frankfurt: Internationaler Verlag der Wissenschaften
Darmann-Finck I, Muths S (2017) Die Generalistik kommt – die Differenzierung der Pflegeberufe bleibt bestehen, in: Dr. med. Mabuse, Jg. 42, Heft 228, S. 32–34
Falk J, Kerres A (2003) Didaktik und Methodik der Pflegepädagogik. Handbuch für innovatives Lehren im Gesundheits- und Sozialbereich. Weinheim und München: Juventa Verlag
Helmke A (2015) Unterrichtsqualität und Lehrerprofessionalität: Diagnose, Evaluation und Verbesserung des Unterrichts. 6. Aufl. Seelze-Velber: Kallmeyer in Verbindung mit Klett Friedrich Verlag GmbH
Klippert H (2008) Planspiele. 10 Spielvorlagen zum sozialen, politischen und methodischen Lernen in Gruppen. 5. Aufl. Weinheim und Basel: Beltz Verlag
Kriz WC, Nöbauer B (2012) Den Lernerfolg mit Debriefing von Planspielen sichern (https://www.bibb.de/dokumente/pdf/1_08a.pdf, Zugriff am 17.04.2019)
Lüftl K (2018) Aus Praxissituation Ziele einer Lehrveranstaltung entwicklen, in: Kemser J, Kerres A, Lehrkompetenz lehren. Oldenbourg: de Gruyter
Mattes W (2011) Methoden für den Unterricht, Paderborn: Schöningh Verlag, S. 164-165.
Matthies E, Krömker D, Höger R (1995) Das Planspiel als Lern- und Forschungsfeld in der Risikokommunikation. (http://www.ruhr-uni-bochum.de/ecopsy/berichte/46-1995.pdf, Zugriff am: 07.04.2019)

Reich K (2017) Unterrichtsmethoden im konstruktiven und systemischen Methodenpool. Lehren, Lernen, Methoden für alle Bereiche didaktischen Handelns (www.methoden-pool.uni-koeln.de, Zugriff am 11.01.2019)

Schewior-Popp S (2005) Lernsituationen in der Pflege. 1. Aufl. Stuttgart: Thieme

Schneider K (2003) Lernortkooperation – eine Frage der Qualität. In: Keuchel R, Roes M, Görres S. In: Falk J, Kerres A: Didaktik und Methodik der Pflegepädagogik. Handbuch für innovatives Lehren im Gesundheits- und Sozialbereich. Weinheim und München: Juventa Verlag

2 Vorstellung der Planspiele

Die in diesem Projekt entstandenen Planspiele (▶ Tab. 2.1) sowie die Evaluation des Projektes (▶ Kap. 11) finden sich in diesem Buch und spiegeln die Individualität der Studierendengruppen sowie der Themen wider. Ein Planspiel, welches für das dritte Ausbildungsjahr konzipiert wurde, kann durchaus für Lernende im ersten Ausbildungsjahr modifiziert werden. Des Weiteren sind intra- und interprofessionelle Gestaltungsmöglichkeiten in den Planspielen enthalten. Die Planspiele stellen Beispiele dar und sind als Ermutigung sowie Anregung für einen kreativen Umgang mit dieser Methode gedacht.

Tab. 2.1: Übersicht Themen und Zielgruppe (eigene Darstellung)

#	Ausbildungsjahr/-richtung	Anzahl Schüler/-innen	Lernfeld
1	3. Jahr/Gesundheits- und Krankenpflege (GKP)	29	Lernfeld 1: Bei der Eingliederung in das alltägliche Leben mitwirken (am Beispiel Diabetes Mellitus II) Grundlagen der Pflege: Besonderheiten chronischer Erkrankungen bei pflegerischen Maßnahmen berücksichtigen
2	1. Semester Pflege dual und 3. Semester Soziale Arbeit	38	Anwenden der Kommunikationstheorien
3	2. Jahr/GKP	11	Lernfeld 3: Grundlagen der Pflege, der Pflegewissenschaften, des evidenzbasierten Pflegehandelns Fachliche Grundlage: Expertenstandard »Förderung der Harnkontinenz«
4	2. Jahr/GKP	13	Lernfeld 3: Pflegewissenschaft/Berufskunde – Berufliche Anforderungen bewältigen, Erkennen von berufsspezifischen Konflikt- und Belastungssituationen, Analyse der Kommunikation, systematische Reflexion
5	2. Jahr/GKP/GKKP	21	Lernfeld 2: Grundlagen der Pflege, Entlassungsmanagement
6	2. Jahr/Altenpflege	23	Lernfeld/Lernsituation: Team und Teamkonflikte, Rollen und Rollenkonflikte

Tab. 2.1: Übersicht Themen und Zielgruppe (eigene Darstellung) – Fortsetzung

#	Ausbildungsjahr/-richtung	Anzahl Schüler/-innen	Lernfeld
7	3. Jahr/GKP	19 (davon 11 Pflege Dual-Studierende)	Lernfeld 4: Menschen mit Störungen der persönlichen Wahrnehmung pflegen Fokus: Sucht

3 Planspiel: Kindeswohl

3.1 Einleitung

Dieses Planspiel wurde als Pilotprojekt entwickelt, um die Idee, dass Studierende der Pflegepädagogik diese Methode selbständig in einem Modul anwenden sollen, auszuprobieren. Zu diesem Zeitpunkt lag noch keine detaillierte Planung über die Lehrveranstaltung vor, weshalb sich dieses Planspiel im Aufbau von den studentischen Planspielen unterscheidet und auch nicht in die Evaluation miteinbezogen wurde. Die Autorinnen entschieden sich nichtsdestotrotz dafür, dieses Planspiel mitaufzunehmen, da es eben den Ausgangspunkt darstellt und ein brisantes Thema behandelt. Als Inspiration für das folgende Planspiel wurde das Planspiel Kooperation bei Kindeswohlgefährdung des Netzwerks Kinderschutz herangezogen (Kinderschutz-Zentrum Berlin 2006).

3.2 Lernfeld

Das Thema Kindeswohl ist im 1. Ausbildungsjahr in dem Lernfeld Berufskunde der Gesundheits- und Krankenpflege verortet (ISB 2005: 19):

> »Die Schülerinnen und Schüler orientieren sich in der durch den Beginn ihrer beruflichen Ausbildung veränderten Lebenssituation und kennen ihre Rechte und Pflichten innerhalb der Ausbildung und ihrer späteren beruflichen Tätigkeit. Die Schülerinnen und Schüler erarbeiten Regeln für eine konstruktive, vertrauensvolle Zusammenarbeit und offene Kommunikation und wenden diese an. Die Schülerinnen und Schüler **kennen die wesentlichen Aufgaben- und Leistungsschwerpunkte der beruflichen Arbeitsfelder.** Sie haben einen **Überblick über die Berufsgruppen des Gesundheitswesens sowie weitere Berufsgruppen und Einrichtungen, mit denen sie zusammenarbeiten. Auf physische und psychische Belastungen im Beruf sind die Schülerinnen und Schüler vorbereitet.** In solchen Situationen holen sie sich Unterstützung und sorgen für einen gesunden Ausgleich.« (Staatsinstitut für Schulqualität und Bildungsforschung (ISB) 2005: 19; Hervorhebungen C.W.)

Das Thema passt nicht auf den ersten Blick in dieses Lernfeld, jedoch lässt sich die Formulierung des übergeordneten Ziels durchaus damit verbinden. Es ist die Pflicht einer/-s Gesundheits- und Krankenpflegers/-in Anzeichen, eine Vernachlässigung bzw. eine Kindesmisshandlung zu erkennen. Die Pflegekraft nimmt hier als erste Kontaktperson, beispielsweise bei der Aufnahme in der Klinik, eine Schlüsselfunktion ein.

Lernende tendieren erfahrungsgemäß dazu, eine einseitige, emotionale Sicht auf dieses Thema einzunehmen. Teilweise kamen in vorangegangenen theoretisch aufbereiteten Unterrichten Äußerungen wie »manche Kinder brauchen mal ne Watsch‹n« oder »der Täter gehört selber verprügelt« oder »Warum hat die Sozialarbeiterin nicht früher etwas gemacht?« zutage. Im Rahmen dieser Lerneinheit berichtete ein Lernender aus seiner Kindheit, in der Handgreiflichkeiten seitens seiner Eltern für ihn normal waren.

Aufgrund der hohen Emotionalität sowie der Komplexität des Themas bietet sich ein Planspiel sehr gut an, um unterschiedliche am Geschehen beteiligte Rollen einzunehmen und eine andere Sichtweise auf das Thema sowie Einsicht in andere Perspektiven zu gewinnen. Ebenso sollen sich die Lernenden der hohen Affektivität des Themas bewusst werden, um im zukünftigen Arbeitsfeld professionell handeln zu können (Kinderschutz-Zentrum Berlin 2009).

Folgende Lernziele sollen mit dem Planspiel erreicht werden:

- Übernahme einer anderen Perspektive
- Flexible Reaktion auf unvorhersehbare Geschehnisse
- Erkennen von Zusammenhängen im Bereich Kindeswohl
- Grundlagen der Gesprächsführung: Vorbereitung und Durchführung eines Gesprächs (Ziele und Strategie)

3.3 Thema Kindeswohl

Im Jahr 2013 wurde bei 17.000 Kindern eine akute Gefährdung des Kindeswohls durch das Jugendamt festgestellt. Bei weiteren 21.000 wurde eine latente Gefährdung erkannt. Viele Säuglinge fallen schweren Unfällen im häuslichen Bereich zum Opfer. Die zweithäufigste Todesursache im Säuglingsalter ist Gewalt (Welt 2014). Am häufigsten geschieht Gewalt in den ersten fünf Lebensjahren. 77 % der misshandlungsbedingten Todesfälle ereignen sich in den ersten 48 Lebensmonate (Polizeiliche Kriminalprävention der Länder und des Bundes (ProPK) 2018). Deshalb gilt es, besondere Aufmerksamkeit auf Kinder in der frühen Kindheitsphase zu legen.

Gewalt kann in Form von aktiver und passiver Vernachlässigung, physisch, psychisch oder in sexueller Form geschehen. Grundsätzlich wird Kindesmisshandlung als »*einzelne oder mehrere Handlungen oder Unterlassungen durch Eltern oder andere Bezugspersonen, die zu einer körperlichen oder psychischen Schädigung von*

Kindern oder Jugendlichen führen, das Potenzial einer Schädigung haben oder die Androhung einer Schädigung enthalten« definiert (Bayerisches Staatsministerium für Arbeit und Sozialordnung, Familie und Frauen (STMAS) 2012).

Gewaltausübende Eltern tendieren zum »Ärztehopping«, d. h., sie wechseln häufig die Ärzte, haben keinen festen Kinderarzt, das Kinderuntersuchungsheft ist unregelmäßig geführt oder sogar unauffindbar. Oft kommen Eltern mit ihrem misshandelten Kind auch in eine Notaufnahme einer Klinik für Erwachsene. Aus diesen Gründen brauchen angehende Pflegekräfte der Gesundheits- und Krankenpflege sehr gute Kenntnisse über die physische, psychische und emotionale Entwicklung von Kindern und Jugendlichen, um Schädigungen im Zusammenhang mit Vernachlässigung oder Misshandlung zu erkennen und entsprechende Hilfemaßnahmen einleiten zu können. Die Auswirkungen schädigender Einflüsse in den unterschiedlichen Entwicklungsstadien der Kindheit und Jugendzeit sind völlig unterschiedlich. Als Faustregel gilt: je jünger das Kind, desto gravierender die Folgen.

3.4   Bedingungsanalyse

Das Planspiel wurde für eine Klasse der Gesundheits- und Krankenpflege zum Ende des ersten Ausbildungsjahres geplant. Vor dem Planspiel fand der Unterricht zum Thema Gewalt in der Pflege, Kinderkrankenpflege und Entwicklungspsychologie statt. Die Gruppe besteht aus 29 Lernenden, fünf Männer und 24 Frauen, die eine Altersspanne zwischen 17 und 34 Jahren aufweisen. Ebenso finden sich unterschiedliche Schulabschlüsse sowie Sprachkenntnisse bei den Lernenden. Ein Teil der Gruppe hat den pädiatrischen Einsatz in einer neurologischen sowie orthopädischen Kinderklinik oder einem Kindergarten absolviert. Als Orientierung hinsichtlich des Vorwissens werden die vorher genannten Inhalte zugrunde gelegt.

3.5   Rollen[2]

Da die Lernenden ein geringes Vorwissen zu dem komplexen Thema des Kindeswohls haben, werden die Rollenprofile sehr differenziert ausformuliert. Dies entspricht einer holistischen Falldarstellung, auch whole case genannt (vgl. Sailer

---

2   Die Namen und Rollenbeschreibungen in den Fallbeispielen sind frei erfunden und jegliche Ähnlichkeiten mit lebenden Personen sind rein zufällig.

et al. 2017). Bei dieser Art der Fallpräsentation stehen alle für die entsprechende Rolle relevanten Informationen zur Verfügung.

Folgende Rollenprofile wurden entwickelt

- Mutter
- Kind
- Lehrerin
- Erzieherin
- Sozialarbeiterin
- Pflegekraft
- Vater der Mutter (Opa)

Die Lernenden sollten schnell ins Spiel finden und aktiv werden, somit gab es für die Lernenden keine Wahlmöglichkeit bzgl. der Rolle. Diese Entscheidung begründet sich auf dem engen zeitlichen Rahmen von fünf Unterrichtseinheiten. Die Klassenleitung teilte die Gruppen ein, um eine gute Mischung der Lerntypen, weg von der eingefahrenen Gruppendynamik, zu gewährleisten. Die Rollen sowie die Räume wurden mit der Gruppeneinteilung zugeteilt.

3.6 Rollenbeschreibung: Situation der Mutter

Steckbrief

- Name: Miriam Brenner
- Alter: 24 Jahre
- Beruf: Versicherungskauffrau bei einer Versicherungsagentur

 Aktuelle Situation

Es ist Freitag, am frühen Nachmittag. Sie sitzen in der Arbeit und waren gestern Abend feiern. Dementsprechend müde sind Sie jetzt. Heute müssen Sie aber bis 17 Uhr bleiben. Gegen 14:30 Uhr klingelt Ihr Handy. Die Kinderklinik ist dran: Melina hat sich im Hort verletzt und Sie sollen bitte in die Klinik kommen. Erschrocken packen Sie Ihre Sachen, verlassen Ihren Arbeitsplatz und fahren mit dem Fahrrad los. In der Klinik schreiben Sie Ihrem Vater folgende Nachricht: »Melina hatte einen Unfall im Hort, keine Ahnung was passiert ist. Sie ist jetzt in der Klinik und wird operiert. Keiner sagt mir so richtig, was los ist. Papa kannst du bitte kommen? Ich halt das nicht aus.«

Vorgeschichte

Mit 17 Jahren haben Sie Ihren damaligen Freund Michael kennengelernt. Sie hatten vorher schon einige kurze Beziehungen, so richtig festlegen wollten Sie sich nicht. Aber bei Michael war das anders, sozusagen Liebe auf den ersten Blick. Michael war 21 Jahre alt und arbeitete als KFZ-Mechaniker. Ihren Eltern war Michael ein Dorn im Auge. Gut, er war nicht der pünktlichste und ging gerne feiern, aber das taten Sie ja auch gerne. Nach einem halben Jahr stellten Sie fest, dass Sie schwanger waren. Es gab viel Stress mit Ihren Eltern deswegen, die Sie letztendlich aber unterstützten. Ihr Freund freute sich zu Ihrer Überraschung sehr. In der Schwangerschaft kümmerte er sich rührend um Sie, gerade in den ersten Monaten, als Ihnen eine starke Übelkeit zu schaffen machte. Kurz vor dem Entbindungstermin schlossen Sie die Realschule mittelmäßig ab.

In dieser Zeit tauchte Ihr Freund immer mal wieder ab, zu Ihrer Abschlussfeier kam er gar nicht. Als die Wehen bei Ihnen einsetzten, fuhr Ihr Vater Sie in die Klinik, da Michael wieder einmal nicht erreichbar war. Die Geburt dauerte über 30 Stunden und Sie waren am Ende Ihrer Kräfte. Michael kam in der letzten Stunde in die Klinik. Zusammen begrüßten Sie Ihre Tochter Melina und Michael machte Ihnen einen Heiratsantrag. Sie waren selig!

Nach drei Monaten zogen Sie mit Michael in eine kleine Wohnung, 25 km von ihren Eltern entfernt, in ein kleines Dorf. Michael arbeitete sehr viel und sie kümmerten sich ausschließlich um Melina. Anfangs waren Sie sehr glücklich und gingen voll in Ihrer Rolle als Mutter und Hausfrau auf. Aber mit der Zeit wurden Sie immer unzufriedener. Michael kam erst spätabends nach Hause und verließ frühmorgens wieder das Haus. Immer öfter arbeitete er auch samstaGemeinsame Zeit hatten Sie beide kaum, ganz zu schweigen davon, dass Michael sich mal um Melina kümmerte und Sie sich mit einer Freundin treffen konnten. Es kam immer öfter zum Streit. Sie vermissten Ihr altes Leben, Ihre Freundinnen, Partys, Shoppen…. sich einfach mal um nichts kümmern müssen. Sie hatten noch keinen Führerschein und eine Busverbindung gab es nicht wirklich. Michael konnte Sie nicht fahren. Ihre Eltern kamen ab und an am Samstag für ein paar Stunden vorbei. Ihre Freundinnen hatten alle noch keinen Führerschein und waren auch auf Fahrgelegenheiten angewiesen. Sie chatteten viel mit ihnen, aber Ihr Leben war so anders als das von Ihren Freundinnen…

Als Melina ein Jahr alt wurde, haben Sie Ihre Ausbildung zur Versicherungskauffrau begonnen. Melina kam in die Krippe. Es waren drei harte Jahre – die Lernerei, Prüfungen, ein immer wieder krankes Kleinkind, das nachts schlecht schlief und ein Freund, der kaum zuhause präsent war.

Nach dem Abschluss Ihrer Ausbildung beschlossen Sie, zu Ihren Eltern zurückzuziehen. Sie konnten dort in einem nahegelegenen Versicherungsbüro anfangen und Melina bekam einen Kindergartenplatz vor Ort. Außerdem konnten Ihre Eltern Sie besser bei der Kinderbetreuung unterstützen und Ihre Freundinnen waren wieder vor Ort. Michael zeigte sich recht unbeeindruckt von Ihrem Auszug, ja, er wirkte fast schon erleichtert.

In der ersten Zeit sahen Sie und Michael sich noch regelmäßig, es schien insgesamt besser zu laufen. Sie gingen häufig abends zusammen weg. Er kümmerte sich auch mehr um Melina. Eines Tages erzählte Ihnen eine Freundin, dass sie Michael mit einer anderen Frau gesehen hätte. Sie glaubten ihr nicht. Es lief doch grad wieder so gut zwischen ihnen beiden. Kurz darauf trennte sich Ihr Freund von ihnen und zog in eine 500 km entfernte Stadt. Der Kontakt brach komplett ab. […]

Mittlerweile ist Melina sieben Jahre alt und geht in die erste Klasse. Sie ist ein sehr aktives Kind, das viel Bewegung braucht. Ohne Bewegung wird Melina sehr quengelig, schreit herum und wirft auch mit Gegenständen um sich. Da Sie Vollzeit arbeiten, geht Melina in den Hort nach der Schule. Direkt nach der Arbeit holen Sie Melina aus dem Hort ab und gehen mit ihr nach Hause. Sie arbeiten nach wie vor bei der Versicherungsagentur im Ort. Zwar sind Sie nicht so wirklich zufrieden dort – der Chef ist cholerisch, die Kolleginnen lästern oft über Sie, die Aufgaben sind superlangweilig, aber Sie haben keine Idee, was Sie sonst so machen können. Am liebsten würden Sie ins Eventmanagement gehen, aber wer nimmt da schon eine alleinerziehende Mutter... Ihr Gehalt ist auch nicht üppig, aber es reicht für Weggehen und Klamotten. Melina nervt Sie oft. Sie möchten nach der Arbeit nach Hause und nur Ihre Ruhe, aber Melina ist nie zufrieden! Nachts kommt Melina oft zu Ihnen ins Bett, was Sie ja komplett auf die Palme bringt. Sie schubsen Melina weg oder packen Sie und bringen sie zurück in ihr Zimmer. Oft weint Melina nachts laut oder schreit herum. Dementsprechend gerädert wachen Sie morgens auf und beginnen den Tag gleich wieder genervt. Manchmal machen Sie sich Gedanken, ob Sie eine gute Mutter sind. Aber Sie sind halt auch einfach mal nur ein Mensch und so alleine ist es einfach nicht so easy.

3.7 Situation des Kindes

Steckbrief

- Name: Melina Brenner
- Alter: 7 Jahre
- Wesen: sehr aktiv, interessiert, aufbrausend, ungeduldig, braucht viel Bewegung
- Interessen: auf den Spielplatz gehen, Fußball mit Opa spielen, ihr Beet im Garten gießen, mit ihren Stofftieren spielen

Ich bin Melina. Ich bin sieben Jahre alt und gehe in die erste Klasse. Ich wohne bei meiner Mama im Haus von Oma und Opa. Meine Mama war ganz jung, als ich auf die Welt kam und deshalb wohnen wir da. Meine Mama muss viel arbeiten, um Geld zu verdienen. Weil mein Papa uns verlassen hat und nix für mich bezahlt, sagt Mama. Ich weiß gar nicht, wie mein Papa heißt. Mama nennt ihn Arsch, aber das ist ja kein richtiger Name... Sie sagt immer, ich sehe aus wie Papa. Nach der Schule gehe ich in den Hort. Das gefällt mir nicht so gut. Wir müssen immer stillsitzen und basteln, das mag ich nicht. Ich möchte gerne Fußballspielen im Garten oder in der Turnhalle. Aber das dürfen nur die Jungs. Meine Mama holt mich immer ganz zum Schluss ab, weil sie eben arbeiten muss. Manchmal kommt sie zu spät, dann sitze ich alleine in der Garderobe und die Tanja (Erzieherin) sitzt dann auch schon angezogen neben mir. Meine Mama ist oft müde. Nachts habe ich manchmal Angst. Es ist so dunkel und ich bin alleine. Aber meine Mama mag es gar nicht, wenn ich zu ihr ins Bett komme. Dann schubst sie mich zurück in mein Zimmer und macht die Türe zu. Ich schreie dann immer ganz laut, weil die Mama so gemein ist zu mir. Aber sie kommt nicht. Manchmal darf ich dann zu Oma und Opa runter, wenn die Mama müde ist. Der Opa geht mit mir immer in den Garten. Da habe ich ein eigenes Beet. Und er spielt Fußball mit mir. Leider immer nur viel zu kurz, weil ihm dann immer der Rücken wehtut.

Jetzt bin ich im Hort auf einen Baum geklettert. Die Tanja hat mich geschimpft beim Hausaufgabenmachen. Ich h-a-s-s-e Hausaufgaben! Da bin ich weggerannt und auf den Baum geklettert. Ganz hoch. Ich wollte ganz weit schauen können, bis zum Haus vom Opa. Und dann bin ich runtergefallen... das hat richtig wehgetan. Ich musste richtig laut schreien, so weh hat das getan. Überall. Die Tanja kam ganz schnell angerannt. Und hat mich wieder geschimpft. Immer werde ich geschimpft. Dann kam ein Krankenwagen. Die Männer waren sehr nett. Sie haben mich auf so eine Liege gelegt, ganz vorsichtig. Und ein kleines Stofftier habe ich im Krankenwagen bekommen. Die Tanja ist auch mitgefahren. Das war schön. Im Krankenhaus war die Tanja die ganze Zeit bei mir. Es wurden Bilder von meinen Knochen gemacht, ganz viele. Und so Glibberzeug auf meinen Bauch geschmiert. Irgendwann hat die Krankenschwester und die Tanja nicht mehr so viel gelächelt, sondern hat mich ganz ernst angeschaut. Und hat mich gefragt, ob meine Mama mich manchmal haut. Da habe ich Angst bekommen. Wo ist denn meine Mama...?

3.8   Situation der Lehrkraft

Steckbrief

- Name: Alexandra Welcher
- Alter: 32 Jahre alt, verheiratet
- Wesen: freundlich, aber bestimmt, wirkt manchmal abweisend, möchte schwächere Schüler fördern, versteht viele Eltern nicht, warum die sich so auf der Nase herumtanzen lassen...

 Seit fünf Jahren arbeiten Sie als Grundschullehrerin an der Grundschule. Sie machen Ihren Job sehr gerne. Dieses Jahr haben Sie eine erste Klasse bekommen. Es ist eine recht große Klasse mit 27 Kindern. Sie freuen sich auf das Schuljahr. Einige können schlecht Deutsch. Für diese Kinder werden Sie einige Extraaufgaben erarbeiten müssen. Sonst sind alle sehr interessiert und können sich bereits gut konzentrieren. Nur Melina ist Ihnen aufgefallen. Sie kann schlecht stillsitzen, schaut oft verträumt aus dem Fenster. Wenn Sie sie aufrufen, lacht Melina oder reagiert ärgerlich. Ihre Hausaufgaben waren noch nie vollständig und wirken recht unordentlich. Das ist eher untypisch für ein Mädchen. Vielleicht braucht sie noch etwas Zeit, es hat ja alles erst begonnen. Sie geht auch als einzige in dieser Klasse in den Hort. Wenn Sie jetzt so darüber nachdenken, dann fällt Ihnen ein, dass Melina morgens oft verstrubbelt wirkt, als ob sie erst vor 10 Minuten geweckt wurde und fürs Kämmen keine Zeit mehr gewesen wäre. Im Gesicht ist sie manchmal verschmiert... so recht hat sie auch noch keinen Anschluss in der Klasse gefunden. Eher wirkt es so, als ob die anderen Kinder sie nicht mögen würden. Melina wird dann immer laut, wenn sie sich ausgeschlossen fühlt. Verständlich. Naja, das wird sich sicher noch alles einspielen. Zuerst müssen Sie sich um die Extraaufgaben kümmern, das geht jetzt vor. Bald haben Sie einen Termin im Hort, dann könnten Sie ja mal bei der zuständigen Erzieherin nachfragen, wie es mit Melina dort läuft.

3.9   Situation der Erzieherin

Steckbrief

- Name: Tanja
- Alter: 28
- Wesen: geduldig, offen, ruhig, kaum etwas kann Sie aus der Ruhe bringen

Im Juni haben Sie in der Kita St. Elisabeth angefangen. Sie sind für die Hortgruppe der Wilden Pinguine zuständig, in der es 28 Kinder im Alter von 6 – 12 Jahren zu betreuen gilt. Sie sind momentan alleine mit einer Praktikantin. Wie überall fehlen Leute, viele Kolleginnen sind aktuell krank. Sie selber haben heute starke Kopfschmerzen und sind nicht ganz so geduldig wie sonst. Um 11:30 Uhr kommen die ersten Kinder von der gegenüberliegenden Schule in den Hort. Sie freuen sich immer, wenn die Kinder kommen. Die ersten dürfen immer noch in den Garten bis zum Mittagessen. Frische Luft ist gut für Ihren Kopf und die Kinder sind dann beim Essen ruhiger. Nach dem Mittagessen und einer kurzen Ruhepause verteilen sich alle Kinder in den zwei Hausaufgabenräumen. Die Praktikantin muss in der Krippe aushelfen, also sind Sie alleine bei der Hausaufgabenbetreuung. Die Größeren kommen gut alleine zurecht, nur die Erstklässler brauchen Unterstützung. Besonders Melina. Eine Schreibübung bekommt sie gar nicht hin. Nachdem Sie ihr gesagt haben, dass sie das nochmal machen muss, schmeißt Melina ihren Bleistift quer durchs Zimmer. Dabei trifft sie Jonas im Gesicht, der sich fürchterlich erschrickt. Sie gehen zu Jonas und trösten ihn. Als sie sich umdrehen, sehen Sie gerade noch Melina, wie sie um die Ecke in den Garten rennt. Sie stolpern über eine Schultasche und laufen ihr hinterher. Die Praktikantin kommt ums Eck, mit dem Telefon in der Hand. Eine Mutter wäre dran. Sie denken sich: »Hach, wieder alles auf einmal. Naja, Melina kann ja nicht abhauen. Jetzt lass ich sie mal, vielleicht reagiert sie sich wieder ab und ich krieg sie nachher wieder einfacher an ihre Hausaufgaben« und nehmen das Telefon ans Ohr. In diesem Moment hören Sie einen markerschütternden Schrei aus dem Garten. Sie rennen hinaus und sehen Melina, wie sie unter einem Baum liegt. Sie rennen zu ihr und rufen: »Mensch, Melina, warum bist du auf den Baum geklettert? Du weißt doch, dass du das nicht darfst. Und überhaupt, wieso bist du weggerannt???« Ihnen tut es sofort leid, das Kind so anzufahren. Melina hat eine Platzwunde über der Augenbraue und blutet stark. Ihr Auge ist geschwollen. Außerdem haben sie Melina noch nie so weinen gehört. Sie merken, dass Sie immer noch das Telefon in der Hand halten und rufen einen Krankenwagen. Sie organisieren kurz eine Betreuung für die Hausaufgabenkinder und fahren mit Melina ins Krankenhaus. Im Krankenwagen fällt Ihnen ein, dass Sie vergessen haben, die Mutter zu verständigen. Das müssen Sie im Krankenhaus gleich sagen!

Im Krankenhaus wird Melina untersucht, es werden Röntgenbilder und Ultraschall gemacht. Melina scheint die ganze Aufmerksamkeit trotz der Schmerzen fast schon zu genießen, die arme Maus… Sie nehmen sich fest vor, dass nächste Mal, wenn Sie zusammen in der Garderobe warten, mit ihr zu reden und nicht ganz so genervt zu sein, weil ihre Mutter zu spät ist. Das Kind kann ja nix dafür…

Nach einer Weile nimmt die Krankenschwester Sie auf die Seite und fragt: »Es gibt da so Anzeichen… ist Ihnen etwas bekannt, ob Melina geschlagen wird?« Ihnen wird ganz anders… Als die Mutter kommt, gehen Sie.

In der Einarbeitungszeit wurde Ihnen folgendes berichtet: Melina ist schon lange in der Kita. Ihre Mutter ist in den Ort gezogen und so kam Melina mit drei Jahren hier in den Kindergarten. Nach der Kindergartenzeit hat Melina direkt in den Hort gewechselt. Der Wechsel in die Schule und den Hort fiel Melina schwer. Sie braucht viel Bewegung, sonst wird sie ausfällig, schreit herum und beschimpft die Erzieherinnen auch mit Kraftausdrücken. Bastelarbeiten hat sie schon immer abgelehnt, in letzter Zeit verweigert sie diese richtiggehend. Dabei braucht sie feinmotorisch dringend Förderung. Ihnen fällt das beim Anziehen und beim Halten von Stift und Schere auf. Melina wirkt recht unabhängig. Sie spielt oft alleine und hat keine festen Freunde in der Gruppe. Oft schmeißt sie nach einer Zeit das gewählte Spielzeug durch die Gegend und wirkt unzufrieden. Häufig entwischt sie in den Garten. Den Erzieherinnen gegenüber ist sie recht offen und fällt mit einem großen Bedürfnis nach körperlicher Nähe auf. Ihre Mutter ist alleinerziehend und wohl sehr jung. Weil sie voll arbeitet, hat sie die komplette Betreuungszeit gebucht. Ab und an kommt Melinas Mutter zu spät zum Abholen. Melina wartet dann immer schon in der Garderobe auf sie. Manchmal setzen Sie sich zu Melina, da Sie ja nicht einfach gehen können, aber so richtig Lust auf ein Gespräch mit Melina haben Sie dann auch nicht mehr nach einem langen Tag…

3.10   Situation der Sozialarbeiterin im Kreisjugendamt

Steckbrief

- Name: Frau Wellhuber
- Alter: 45 Jahre
- Wesen: ruhig, überlegt, sehr kinderlieb – setzt sich stark für die Interessen der Kinder ein, reagiert empfindlich auf Ungerechtigkeiten
- Sonstiges: Single, keine Kinder

 Seit 20 Jahren arbeiten Sie im Kreisjugendamt als Sozialarbeiterin. Oft sind Sie genervt von Ihrer Arbeit. Aber Ihnen tun die Kinder leid, die unter ihren Eltern leiden müssen. Dieses Jahr haben Sie sich einen langen Traum erfüllt und waren vier Wochen in Australien unterwegs. Heute kommen Sie aus Ihrem Urlaub das erste Mal wieder ins Büro.

Ihr Telefon klingelt und eine Pflegekraft aus dem Klinikum ist dran. Sie berichtet von einem Kind, bei dem der Verdacht auf Kindesmisshandlung besteht. Die Pflegekraft ist sich unsicher, wie das weitere Vorgehen jetzt aussieht.

Sie warten auf die Meldung per Fax und nehmen den Fall auf. Dabei fällt Ihnen auf, dass Sie vor sechs Jahren bereits für die Familie zuständig waren. Schwangerschaft einer Minderjährigen, die Eltern der jungen Mutter hatten sich für die Vormundschaft eingesetzt. Unterhalt wird vom Jugendamt gezahlt, da der Kindsvater die Forderungen bisher verweigert hat. Soweit so gut.

Sie wundern sich etwas über die aktuelle Meldung. Die Familie ist finanziell am unteren Limit, aber Sie hatten nie den Eindruck, dass die Mutter und ihre Eltern dem Kind gegenüber tätlich wurden. Mittlerweile ist das Kind sieben Jahre alt und geht bereits in die Schule.

Sie setzen sich an Ihren Schreibtisch und überlegen sich ein mögliches Vorgehen.

3.11 Situation der Pflegekraft

Steckbrief

- Name: Angelika Huber
- Alter: 23 Jahre alt
- Wesen: offen, fröhlich, gewissenhaft, möchte niemanden bloßstellen

Heute helfen Sie in der Notaufnahme aus. Normalerweise arbeiten Sie auf der viszeralchirurgischen Station. Zuerst fanden Sie es doof, auszuhelfen – Sie kennen die Notaufnahme ja nicht – aber mittlerweile finden Sie es ganz spannend, mal etwas anderes zu sehen. Nachmittags kommt ein kleines Mädchen mit dem Rettungswagen rein – Sturz vom Baum. Das Mädchen wird von einer Erzieherin aus dem Hort begleitet, die gleich sagt, dass sie vergessen hat, die Mutter zu verständigen. Sie nehmen das Kind auf. Melina gibt eine Schmerzintensität von 6 an. Eine Lokalisation kann sie nicht angeben. In der Hand hält sie ein kleines Kuscheltier, das sie von den Sanitätern bekommen hat. Trotz der Stärke ihrer Schmerzen scheint sie sich ganz gern mit Ihnen zu unterhalten. Das kennen Sie von anderen Kindern so nicht... Melina hat eine klaffende Platzwunde über der rechten Augenbraue. Eine Orbitalfraktur wurde ausgeschlossen. Sie bringen Melina gleich zum Röntgen und helfen ihr aus ihrem T-Shirt. An den Oberarmen hat Melina blaue Flecken. Sie wirkt auch recht knochig – 19 kg zeigte die Waage an, bei 125 cm Körpergröße... Melinas langen blonden Haare wirken stumpf und strubbelig. Ihre Mundwinkel sind gerötet. Nach dem Röntgen führt der diensthabende Arzt einen Ultraschall vom Abdomen durch, da hier ebenso Hämatome zu sehen sind. Es können keine inneren Verletzungen festgestellt werden.

Sie schauen mit dem Arzt die Röntgenbilder an. Es liegt eine dislozierte Oberarmfraktur vor. Außerdem sehen Sie auf dem Bild eine verheilte Parier-Fraktur. Sie teilen dem Arzt Ihre Beobachtungen von der Aufnahme mit. Da die Oberarmfraktur operiert werden muss, die Platzwunde intraoperativ versorgt wird und Melina 24 Stunden mit dem Glasgow Coma Scale überwacht werden muss, wird sie stationär aufgenommen. Sie schlagen dem Arzt vor, die Erzieherin mal nach dem familiären Hintergrund zu fragen, vielleicht weiß sie etwas.

3.12   Situation des Opas

Steckbrief

- Name: Helmut Brenner
- Alter: 60 Jahre
- Beruf: Schreiner
- Wesen: ruhig, zurückhaltend, konservativ
- Familie: verheiratet mit Andrea (54 Jahre), Tochter Miriam und Enkeltochter Melina

Endlich Feierabend! Heute war ein harter Tag. Sie waren auf Montage, im vierten Stock ohne Lift! Der Job macht Ihnen zwar immer noch Spaß, aber Ihr Rücken macht Ihnen so richtig zu schaffen. An eine frühere Rente ist nicht zu denken. Sie haben Ihr Elternhaus zwar geerbt, aber an der alten Bude muss ständig etwas gemacht werden. Ein Groschengrab! Ihre Frau arbeitet als Friseurin. Verreisen ist nicht drin... vor ein paar Jahren haben Sie das Dachgeschoss ausgebaut, damit Ihre Tochter mit Kind einziehen kann. Dass Ihre Tochter mit 17 Jahren schwanger wurde, hat Sie hart getroffen. Sie hätte es mal besser haben sollen als Sie. Nach der Realschule hätte sie Abitur machen und dann studieren gehen sollen. Aber nein, dann kommt da so ein Typ daher, schwängert Ihre Tochter und kümmert sich dann nicht richtig! Schlussendlich lässt er sie auch noch sitzen. Wenn der sich noch einmal blicken lässt, dann aber.... Miriam hat die Realschule gerade so geschafft. Klar, hochschwanger, Sie waren eh froh, dass das Kind nicht eher kam. Und wie sie sich während der Geburt gequält hat, das hat Ihnen im Herzen wehgetan. Und der Kindsvater kam kurz vor der Geburt dahergeschlendert. Sie hätten ihm am liebsten eine Ohrfeige verpasst in dem Moment. Tja und jetzt sitzen alle da, in dem alten Haus. Eigentlich wollten Sie mit Ihrer Frau das Haus verkaufen und eine Neubauwohnung kaufen. Fürs Alter. Kein Garten, keine Treppen, keine Reparaturen. Aber man kann die Tochter ja in der Situation nicht auf die Straße setzen! Jetzt müssen Sie eh bald mit Ihrer Tochter sprechen, das liegt Ihnen im Magen. Sie ist so oft unterwegs, feiern, kommt betrunken nach Hause und liegt dann da den ganzen Tag... Sie hören nachts oft, wie Miriam Melina anschreit und das Kind dann lange schreit und weint. Am liebsten würden Sie dann nachts hochgehen und Melina holen. Aber Miriam ist die Mutter, sie muss das endlich kapieren, dass das Leben nicht nur aus Party besteht! Und Sie brauchen auch einfach mal Abstand. Manchmal tut Ihnen Melina so leid, dass Sie sie nach dem Hort nehmen, mit ihr etwas Fernsehen schauen und in den Garten gehen. Melina ist aber auch ein Wildfang! Stundenlang könnte man mit ihr Fußball spielen, aber das halten Sie einfach nicht mehr durch. Ihre Frau meckert dann immer, weil Sie es Miriam damit leicht machen. Ja, es ist alles nicht leicht....

Sie sitzen gerade in Ihrem Garten, als Sie folgende Nachricht von Ihrer Tochter bekommen: »Melina hatte einen Unfall im Hort, keine Ahnung was passiert ist. Sie ist jetzt in der Klinik und wird operiert. Keiner sagt mir so richtig, was los ist. Papa kannst du bitte kommen???? Ich halt das nicht aus...«

3.13 Ereignisse

Aufgrund der Tatsachen, dass eine Lehrkraft das Planspiel alleine durchführte sowie der zeitlichen Beschränktheit wurde auf den Einsatz von Ereigniskarten verzichtet. Die Gespräche konnten in einem bestimmten Zeitraum geplant werden und wurden durch die Spielleitung in eine Reihenfolge gebracht, die nicht unbedingt den Wünschen der Lernenden entsprach. Gegen Ende der Zeit bekam die Rolle Mutter einen Briefumschlag überreicht. Dieser Briefumschlag enthielt das Bild eines positiven Schwangerschaftstests. Alle Gruppen bekamen außerdem die Information, dass jetzt ein Gespräch im Jugendamt stattfinden wird, zu der alle beteiligten Rollen anwesend sein werden. Die Gruppen erhielten eine kurze Vorbereitungszeit.

Diese Konferenz wurde durch die Rolle Jugendamt moderiert und stellte den Abschluss der aktiven Spielzeit und den Übergang zur Reflexion dar.

3.14 Besonderheiten des Planspiels

Als Besonderheit dieses Planspiels ist das Thema als solches zu nennen. Es handelt sich um ein hochaffektives Thema mit hoher Brisanz für die Pflegeausbildung, gerade im Hinblick auf die Generalistik.

Eine Spielsituation zeigte die Rolle des Kindes sehr deutlich. Die Rolle des Kindes fragte in der Klinik immer wieder nach der Mama. Als endlich die Rolle der Mutter zu Besuch kam, strahlte das Kind, die Mutter fuhr das Kind jedoch grob an, wie es denn vom Baum fallen konnte und sie musste jetzt extra früher von der Arbeit herkommen. Die Lernende, die die Rolle des Kindes einnahm, reagierte sehr emotional. Sie brach in dieser Situation in Tränen aus. In der Nachbesprechung brachte sie eine hohe Hilflosigkeit und Enttäuschung zum Ausdruck. Sie hätte sich als Kind z. B. eine Umarmung der Mutter in dieser Situation gewünscht. Hier bietet sich eine sehr gute Verknüpfungsmöglichkeit zu theoretischen Inhalten, wie die kognitive Entwicklung eines Kindes sowie den Unterschieden eines Kindes im Vergleich zu einem Erwachsenen, die anhand dieser Situation sehr plastisch für angehende Gesundheits- und Krankenpflegekräfte dargestellt wurden.

3.15 Stolpersteine und Herausforderungen

Eine große Herausforderung stellte die tatsächliche Durchführung des Planspiels dar. Im Haus, in dem die Pflegeschule untergebracht ist, wurden insgesamt fünf weitere Räume reserviert, die allerdings über zwei Stockwerke verteilt lagen. Das Planspiel wurde von einer Lehrenden durchgeführt, die schnell lange Laufstrecken an diesem Vormittag zurücklegen musste. Anfangs brauchten die Lernenden Unterstützung, um authentisch in die entsprechende Rolle schlüpfen zu können. So benötigte die Gruppe Mutter kurze Handlungsempfehlungen, um wirklich authentisch die Perspektive der Mutter einzunehmen und nicht auf einer reflektierten Metaebene im Planspiel zu interagieren.

Als herausfordernd wurde ebenso die Größe der Gruppe gesehen. Um 29 Lernende in nicht zu großen Gruppen unterzubringen, braucht es viele Rollen. Hier ist gut zu überlegen, ob Auszubildende bestimmte Rollen tatsächlich zielführend übernehmen können. Des Weiteren ist das Begleitmaterial gut auszuwählen, um den Handlungsrahmen und gewisse Grundkenntnisse, z. B. über die Stelle eines/-r Sozialpädagogen/-in in einem Jugendamt, zur Hand zu haben.

Die fünf Unterrichtseinheiten sind zu kurz, da kaum Ereignisse eingebaut werden konnten. Der Spielverlauf musste sich sozusagen selbst überlassen werden. Auch waren die Gesprächsmöglichkeiten begrenzt. Die Rolle der Lehrkraft kam nur einmal zum Zug. Für die Reflexion müssten im Optimalfall bis zu zwei Unterrichtseinheiten eingeplant werden, um alle Rollen retrospektiv hinsichtlich ihrer Handlungsmöglichkeiten im System Kindeswohl zu beleuchten.

3.16 Fazit

Insgesamt wurde das Planspiel sehr gut von den Lernenden angenommen. Selbst die teilweise hohen Leerläufe wurden nicht als komplett negativ bewertet, sondern die Lernende zogen daraus einen Lernwert bezogen auf die Rolle. So hatte beispielsweise die Gruppe der Lehrkraft wenig aktive Gesprächszeit und damit einen hohen Leerlauf. Jedoch meldete diese Gruppe in der Reflexion zurück, dass ihnen bewusst wurde, wie weit man als Lehrender entfernt von dem Thema und wie handlungsunfähig man dadurch ist. Die Lernenden äußerten, dass sie schon Anzeichen wahrgenommen hätten. Die Mutter wurde auch zu einem Gespräch eingeladen, ließ aber jeden Versuch der Lehrerin, auf das Thema Gewalt zu kommen, stur an sich abprallen. Die Rolle der Lehrkraft wurde dadurch verunsichert und traute sich nicht, weitere Schritte einzuleiten, um die Mutter nicht mit falschen Anschuldigungen zu brüskieren.

Die Lernenden überraschten mit großartigem schauspielerischen Talent, einer hohen Motivation über den gesamten Vormittag hinweg, kreativen Spielideen sowie einer spürbaren Spannung bei der Reflexion. Die kurzfristig anberaumte Konferenz meisterten die Auszubildenden sehr professionell, besonders der Moderator. Im Gegensatz zu der herkömmlich gestalteten Unterrichtseinheit zu diesem Thema, die immer mit einer großen Betroffenheit endete, verließen die Lernenden an diesem Tag gut gelaunt und den Kopf gefüllt mit Impressionen aus dem Spiel, die miteinander noch besprochen wurden, den Klassenraum.

Literatur

Bayerisches Ministerium (2012): Gewalt gegen Kinder und Jugendliche Erkennen und Handeln. Leitfaden für Ärztinnen und Ärzte. Online unter https://www.aerzteleitfaden. bayern.de/ [27.09.2019]

Kinderschutz-Zentrum Berlin (2006): Dokumentation des Kinderschutzfachtages Netzwerk Kinderschutz in Kooperation von Jugendamt Neukölln und Kinderschutz-Zentrum am 18. Oktober 2006. Online unter https://www.kinderschutz-zentrum-berlin.de/fachtag/ fachtagneukoelln2.pdf [11.09.2019]

Kinderschutz-Zentrum Berlin (2009): KINDESWOHLGEFÄHRDUNG Erkennen und Helfen. Online unter https://www.bmfsfj.de/blob/94156/178873b3c5a6eeb604568df609e16683 /kindeswohlgefaehrdung-erkennen-und-helfen-data.pdf [11.09.2019]

Polizeiliche Kriminalprävention der Länder und des Bundes (ProPK): Zahlen und Fakten: Kindesmisshandlung. Online unter http://www.polizei-beratung.de/themen-und-tipps/ge walt/kindesmisshandlung/fakten.html [11.09.2019]

Sailer, Michael , Kiesewetter, Jan, Meyer, Christian M., Fischer, Martin R., Gurevych, Iryna & Fischer, Frank (2017): FAMULUS: Förderung von Diagnosekompetenzen durch adaptive Online-Fallsimulationen in Medizin- und Lehramtsstudium. Online unter http:// www.klinikum.uni-muenchen.de/FAMULUS/download/de/poster-aepf/Poster_AEPF_201 7_v2_ms.pdf [11.09.2019]

Staatsinstitut für Schulqualität und Bildungsforschung (ISB) (2005): Lehrplanrichtlinien für die Berufsfachschule für Krankenpflege und für Kinderkrankenpflege. Online unter https://www.isb.bayern.de/download/8924/lpr_oktober_2005.pdf [11.09.2019]

Welt (2014): Millionen Kinder sterben noch am Tag ihrer Geburt. Online unter http:// www.welt.de/vermischtes/article132440476/Millionen-Kinder-sterben-noch-am-Tag-ihrer-Geburt.html [11.09.2019]

4 Planspiel: »La dolce vita«

Unter Mitarbeit von T. Kühlwein, T. Lieb, T. Misof & M. Neumair

4.1 Ausgangssituation

Das Thema des Planspiels wurde von der Berufsfachschule vorgegeben. Somit konnte es hervorragend in den vom Curriculum vorgesehenen Ausbildungsverlauf integriert werden und einen fließenden Lernzuwachs der Lernenden gewährleisten. Der Wunsch der Pflegeschule war es, die in Kap. 4.2 aufgeführten Themen zusammenzuführen.

4.2 Lernfeld

»Besonderheiten chronischer Erkrankungen bei pflegerischen Maßnahmen (speziell die Rehabilitation)« und »die Mitwirkung bei der Eingliederung in das alltägliche Leben (Diabetes Mellitus (DM) II)«.

Diese beiden Themen sind für das dritte Lehrjahr konzipiert. In den Lehrplanrichtlinien sind beide jeweils in das Lernfeld 1 eingegliedert (vgl. Bayerisches Staatsministerium für Unterricht und Kultus 2005: 35–37).

Es entsteht eine Lernfeld-Kombination aus:

- »Gesundheits- und Krankenpflege (Theorie und Praxis) [...]. Bei der Eingliederung in das alltägliche Leben mitwirken« (Bayerisches Staatsministerium für Unterricht und Kultus 2005, S. 37)

und

- »Grundlagen der Pflege [...] Besonderheiten chronischer Erkrankungen bei pflegerischen Maßnahmen berücksichtigen« (Bayerisches Staatsministerium für Unterricht und Kultus 2005, S. 35).

4.3 Bedingungsanalyse

II2

Für die Bedingungsanalyse (▶ Tab. 4.1) wurden verschiedene Punkte erhoben, die Auswirkungen auf den Verlauf des Planspiels haben könnten und wurden als relevant bzw. irrelevant eingestuft. In der folgenden Tabelle werden nur die als relevant eingeschätzten Punkte, die Begründung sowie die möglichen Konsequenzen für das Planspiel aufgeführt.

Tab. 4.1: Übersicht Bedingungsanalyse

Bedingung	Begründung	Konsequenz für den Unterricht
Zeitpunkt der Lehr-probe	mittlere Lernleistung, beständige, fortlaufende Konzentration	Sechs Unterrichtsstunden, adaptive Pausengestaltung zur Aufrechterhaltung der Lernleistung
Lernatmosphäre	Lernförderliches Raumklima	Gruppeneinteilung durch Lehrperson möglich, Raumtemperatur regulieren, gute Diskussionsergebnisse werden erwartet.
Räumlichkeiten	Gruppen sollen sich in unterschiedlichen Räumen befinden, um sich gegenseitig nicht austauschen zu können	Planspiel kann reibungslos ablaufen, nur die spielenden Gruppen befinden sich in einen Raum, um sich auszutauschen.
Teilnehmerzahl	Anzahl und Gestaltung der Rollenbeschreibungen	Anpassung und Koordination der Gesprächszeit für Anzahl der Rollen.
Unvorhergesehenes	Handlungsalternativen möglich	Situationsabhängige Anpassung des Unterrichts wird aktiv von Lehrpersonen eingebracht, um Lernerfolg zu steigern.
Unterrichtsstörungen	Negative Auswirkung auf das Lernen	Nach Möglichkeit Unterrichtsstörungen beheben
Lehrplanrichtlinien und Curriculum	Geben Gesamt- und Grobziel für den Unterricht vor	Unterrichtsinhalt wird entsprechend der curricularen Vorgaben und Wünsche der Schule erarbeitet
Vorkenntnisse/Voraussetzungen/Praxiserfahrung	Wissensgrundlage, Leistungsniveau, Verstehen	Einbezug praktischer Berufserfahrung, es wird ein mittleres Leistungsniveau für den Unterricht angestrebt, auf ausführliche Wiederholung vorangegangener Inhalte wird verzichtet, da diese bereits ausführlich besprochen wurden und daher als Basiswissen vorausgesetzt werden. Erneute Wiederholung oder Erklärung der Unterrichtsinhalte erfolgt ausschließlich bei direkter Nachfrage durch den Schüler.

Tab. 4.1: Übersicht Bedingungsanalyse – Fortsetzung

Bedingung	Begründung	Konsequenz für den Unterricht
		Heterogenität in der Vorbildung und beruflichen Erfahrung → Mehrwert und Ergänzung beim inhaltlichen Austausch
Anredeform	Fördert klassisches Lehrer-Schüler-Verhältnis, beeinflusst Distanz bei Kommunikation im Plenum	Anrede der Schüler in der Sie-Form
Herausforderungen: Zeitplan, Einhaltung Artikulationsschema und Haltung, Emotionalität des Themas, Umgang mit Heterogenität, Einnahme der Rolle der Spielleitung und Durchführung dieser	Lehrperson ist Novize Kann Störungen im Unterrichtsverlauf zur Folge haben	Einnehmen der Lehrerrolle durch ein sicheres, souveränes Auftreten sowie einem angemessenen Erscheinungsbild. Flexible Gestaltung des Unterrichts, bei Bedarf: Veränderung des Artikulationsschemas Einplanung eines »Puffers«. Spielleiter sprechen sich über den Unterrichtsverlauf immer ab. Etwaige aufkommende Emotionalität wird von den Lehrpersonen verbalisiert.
Position der Lehrperson	Lehrpersonen sind keine aktiven Teilnehmer am Spielgeschehen	Raumaufteilung wird so gestaltet, dass Lehrperson nicht im Fokus steht.
Vorangegangene Lehrproben	Eigene Erwartungen, Zielsetzung, Vergleichsmöglichkeiten	Sichereres Auftreten, Einnahme der Lehrerrolle, Kommunikation mit Schülern
Pflegerische Berufserfahrung der Lehrperson	Authentizität	Rückgriff auf Erfahrungswerte und authentisches Auftreten
Authentizität	Lernleistung	Rückgriff auf Erfahrungswerte der eigenen Berufserfahrung
Konzentrationsfähigkeit der Lehrperson/Schüler	konstante Unterrichtsqualität/höhere Lernleistung	Sinnvolle Einplanung von Pausen
Persönliches Erscheinungsbild	Lehrerrolle verdeutlichen, Vorbildfunktion wahrnehmen	Kompetentes, angemessenes Auftreten, gepflegtes Äußeres
Gruppendynamik, Sozialverhalten, Klassenklima	Umgang mit Diskussionen, erfolgreiche Kommunikation im Plenum	Eine angeregte und sachliche Kommunikation im Plenum ist möglich, gewinnbringende Diskussionsergebnisse

Tab. 4.1: Übersicht Bedingungsanalyse – Fortsetzung

Bedingung	Begründung	Konsequenz für den Unterricht
Vorbereitung/Nachbereitung der Inhalte von den Schülern	Inhalte werden vor Einführung der Methode wiederholt	Schüler kennen die Methode des Planspiels
Pause	Pausen werden so gesetzt, dass sie den Spielfluss nicht behindern	Adaptive Pausengestaltung
Absolvierung praktischer Pflichteinsätze in der Pflege	Transparentere Sicht auf den Unterrichtsinhalt, Verstehen der Bedeutung für die eigene Berufspraxis	Rückgriff auf Praxiserfahrung

4.4　Szenario

Die thematischen Vorgaben der Schule wurden mit den individuellen Schlüsselproblemen der Schüler zu der Thematik verbunden. Hierfür wurde den Lernenden in einer vorbereitenden Unterrichtssequenz ein Arbeitsauftrag gestellt, in dem sie sich an eine Pflegesituation erinnern sollen, die ihnen nachhaltig negativ im Gedächtnis geblieben ist (Lüftl 2018, S. 198). In einem nächsten Schritt wurden geeignete Situationen durch kritische Diskussion der Anforderungskriterien an das Schlüsselproblem extrahiert. Hierzu wurden die Angaben der Schüler/-innen von den Lehrpersonen analysiert und diskutiert, wodurch häufig genannte Schlüsselprobleme ersichtlich wurden. Dabei wurden Narrativa, die kein konkretes Dilemma enthielten, sondern ausschließlich fachliche Schwierigkeiten, direkt verworfen. Die als relevant beurteilten Narrativa dienten anschließend als Basis und Orientierung für die Erstellung der Schlüsselsituation und des Szenarios. Folgend sind diese stichpunktartig aufgeführt:

- Patient hat keine Krankheitseinsicht,
- fehlende/mangelhafte Beratung,
- fehlende Kommunikation und Aufklärung (Sicht des Sozialdienstes),
- Beratungsresistenz: kein Risikobewusstsein (Ernährungsumstellung nicht gewünscht),
- Krankheitseingliederung in den Alltag,
- Finanzierung, ökonomische Belastung für das Sozialsystem und das Krankenhaus,
- fehlende Unterstützung von Angehörigen,
- Belastung für Angehörigen, weiteres Verfahren nach dem KH-Aufenthalt.

Aus diesen Schlüsselsituationen entstand folgendes Szenario:

Der 68-jährige Patient Herr Bianci wird mit Bewusstseinsstörungen ins Klinikum eingeliefert. Bei der Blutuntersuchung wird eine Hyperglykämie festgestellt. Er wird mit Verdacht auf Diabetes Mellitus Typ II stationär aufgenommen. Nach weiteren Untersuchungen wird die Verdachtsdiagnose bestätigt. Zunächst wird mittels einer oralen Therapie mit Euglucon® versucht, die Blutzuckerwerte wieder zu normalisieren. Da der Blutzucker mit oralen Antidiabetika nicht optimal einzustellen ist, wird nun mit einer Insulintherapie begonnen. Herr Bianci liegt mittlerweile seit 16 Tagen auf der internistischen Station und soll nun entlassen werden.

Folgende Rollenprofile wurden entwickelt:

- Luca Bianci, Patient
- Lucia Bianci, Ehefrau
- Tom Wagner, Pflegeschüler
- Monika Müller, Pflegefachkraft (Praxisanleiterin)
- Sabrina Huber, Diabetesberatung

4.5   Rollenbeschreibung: Ehefrau

 Sie, Lucia Bianci, 65 Jahre alt, haben die italienische Staatsbürgerschaft und sind gemeinsam mit Ihrem Mann vor 40 Jahren nach Deutschland gekommen. Sie verstehen und sprechen die deutsche Sprache angemessen. Allerdings stellen medizinische Fachbegriffe für Sie eine Herausforderung dar.

Sie sind von Beruf Hausfrau und haben sich ein Leben lang um Ihren Ehemann und Ihre drei Kinder gekümmert. Bedingt durch den Auszug haben Sie vermehrt Zeit, sich um Ihren geliebten Ehemann zu kümmern, ihn mit Essen zu versorgen und den Alltag zu strukturieren. Dabei geben Sie gerne den Ton an.

Sie lieben die italienische Küche und kochen leidenschaftlich gern zum Beispiel diverse Pasta-Gerichte und Desserts wie Tiramisu.

Bedingt durch Ihre ungesunde Ernährung und Ihrer Abneigung für sportliche Aktivitäten haben Sie in den letzten Jahren stark zugenommen. Laut BMI werden Sie bereits als adipös eingestuft. Sie sind sich der Gewichtszunahme bewusst, haben allerdings kein Problem mit Ihrem Übergewicht.

Sie besuchen Ihren Mann täglich im Krankenhaus. Dennoch waren Sie bei den pflegerischen Beratungs- und Informationsgesprächen über die Diabetes-Mellitus-II-Erkrankung Ihres Mannes nicht anwesend. So ist Ihr Wissensstand bezüglich der chronischen Krankheit noch sehr gering. Da Sie es vermissen, sich zuhause um Ihren Mann zu kümmern, fühlen Sie sich zunehmend allein und nutzlos und freuen sich deshalb auf den bald wiederkehrenden Alltag mit Ihrem Mann. Sie wollen sich auch in Zukunft wie gewohnt um Ihren Mann kümmern.

Die Pflegekräfte nehmen Sie als sehr gestresst und überfordert wahr. Für ein persönliches Gespräch mit Ihnen scheint keine der Pflegekräfte Zeit zu haben. Deshalb bringen Sie häufig selbst gekochtes Essen ins Krankenhaus, um die Genesung Ihres Mannes voranzutreiben. Sie wissen schließlich am besten, was gut für ihn ist.

Von der Frau des Zimmernachbarn haben Sie heute erfahren, dass es auch eine Diabetes-Beratung im Hause gibt.

Arbeitsauftrag

Tauschen Sie sich in Ihrer Gruppe aus der Perspektive von Frau Bianci aus. Wie schätzen Sie die Erkrankung ihres Mannes und die Situation ein? Was wollen Sie erreichen? Wie gehen Sie weiter vor. Fixieren Sie Ihre Ergebnisse auf dem Strategieplan.

4.6 Rollenbeschreibung: Pflegeschüler

Sie, der Schüler Tom Wagner, sind 19 Jahre alt und befinden sich derzeit im dritten Lehrjahr der Ausbildung zum Gesundheits- und Krankenpfleger.
Sowohl in der Schule als auch in den Praxiseinsätzen auf Station werden Sie als sehr guter und zuverlässiger Schüler wahrgenommen. Während Ihrer Arbeit legen Sie Wert darauf, dass diese stets den schulischen und wissenschaftlichen Anforderungen entspricht.

Am 07.11.2018 sind Sie in der Frühschicht eingeteilt. Ihre Aufgaben werden Ihnen heute von der Praxisanaleiterin Monika zugeteilt. Da die subkutane Injektion von Insulin bereits Bestandteil Ihrer Ausbildung war und Sie somit dazu befähigt sind, diese durchzuführen, bittet Monika Sie, den Patienten Herr Bianci ein weiteres Mal bei der Insulingabe anzuleiten.

Da Sie die letzten Wochen im Blockunterricht in der Schule waren und heute Ihr erster Tag auf Station ist, kennen Sie die Patienten noch nicht. Deshalb prüfen Sie vor dem Betreten des Zimmers von Herr Bianci zunächst die Patientenkurve (▶ Abb. 4.3).

Anschließend notieren Sie sich das Insulinschema auf Ihrem Übergabezettel und werfen nochmals einen Blick auf Ihre eigenen Notizen zum Patienten (▶ Tab. 4.2, ▶ Abb. 4.1).

Tab. 4.2: Insulinschema: Herr Bianci

Nüchternblutzucker	Dosisanpassung Humalog® Mix50
> 120 mg/dl	+ 2 I. E.
> 140 mg/dl	+ 4 I. E.
> 180 mg/dl	+ 6 I. E.

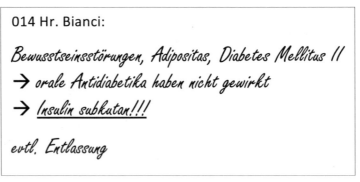

014 Hr. Bianci:

Bewusstseinsstörungen, Adipositas, Diabetes Mellitus II

→ orale Antidiabetika haben nicht gewirkt

→ Insulin subkutan!!!

evtl. Entlassung

Abb. 4.1 Notizen von Tom Wagner zum Patienten Herrn Bianci

Nachdem Herr Bianci unter Anleitung von Ihnen selbst den Blutzucker gemessen hat, trägt er den Nüchternblutzucker (310 mg/dl) in sein Blutzuckertagebuch ein. Sie gleichen daraufhin das Insulinschema von Herr Bianci mit dem aus der Patientenkurve ab und teilen ihm mit, wie viele I. E. nachzuspritzen sind. Plötzlich wird die Tür aufgerissen, Monika kommt herein und schreit: »Tom ich brauch dich schnell bei einem anderen Patienten«. Sie nehmen Monika als ständig gestresst wahr und möchten sie deshalb nicht warten lassen. Also bitten Sie Herrn Bianci, mit dem Nachspritzen einen Moment zu warten, bis Sie wieder zurück sind. Dann eilen Sie aus dem Zimmer. Nachdem Sie Monika geholfen haben, gehen Sie wieder zurück zu Herr Bianci. Dieser teilt Ihnen allerdings mit, dass er bereits selbst die zwei internationalen Einheiten gespritzt hätte.

Arbeitsauftrag

Tauschen Sie sich in Ihrer Gruppe aus der Perspektive von Tom Wagner aus. Wie schätzen Sie die Situation ein? Was wollen Sie erreichen? Wie gehen Sie weiter vor. Fixieren Sie Ihre Ergebnisse auf dem Strategieplan.

4.7 Rollenbeschreibung: Pflegefachkraft

Sie, Monika Müller, sind 45 Jahre alt und bereits seit Ihrem 21. Lebensjahr als Gesundheits- und Krankenpflegerin auf der inneren Station beschäftigt. Da Sie gerne ihr Fachwissen und ihre Kompetenz an Auszubildende weitergeben, haben Sie vor 10 Jahren die Fachweiterbildung zur Praxisanleiterin absolviert.

Sie sind sich der großen Verantwortung gegenüber den Schüler/-innen und Patient/-innen bewusst. In ihrer Vorbildfunktion versuchen Sie, das bestmögliche für die Patienten zu tun und Pflegemaßnahmen zur Heilung oder Gesundheitsförderung nach erworbenem Wissenstand durchzuführen.

Von den Auszubildenden erwarten Sie ebenfalls, dass diese Pflegemaßnahmen nach hygienischen und wissenschaftlichen Standards durchführen. Sie wollen, dass die Pflege auf ihrer Station genau nach ihrem Schema abläuft. Ihr Perfektionismus verleitet Sie des Öfteren, Auszubildende auf Fehler hinzuweisen und Sie zu bitten, bestimmte Pflegemaßnahmen von Ihnen zu übernehmen.

Den Auszubildenden, Tom Wagner aus dem 3. Ausbildungsjahr, nehmen Sie als pflichtbewusst, aber sehr schüchtern wahr.

Durch den steigenden Patientenschlüssel bei gleichzeitiger Personalknappheit haben Sie allerdings aktuell meist zu wenig Zeit für eine genaue Anleitung. Innerlich fühlen Sie sich dadurch oft gestresst und überfordert.

Ihr Fokus in der Freizeit liegt auf der persönlichen Gesundheitsförderung. Neben Joggen, Radfahren und Schwimmen besuchen Sie auch das örtliche Fitnessstudio. Zudem kochen Sie jeden Tag Ihr Essen selbst und legen hierbei Wert auf eine ausgewogene Ernährung mit viel Obst und Gemüse. Dass für andere Menschen eine gesunde Lebenshaltung eine geringere Rolle spielt, können Sie nicht verstehen. Oft sind Sie genervt und haben kein Verständnis, besonders wenn die ungesunde Lebensweise zu Krankheitsbildern wie Diabetes Mellitus Typ II führt.

Auch Herrn Luca Bianci, den Sie bisher einige Male betreut haben, nehmen Sie als sehr uneinsichtig wahr. Zudem können Sie sich nicht erklären, warum der Zucker von Herrn Bianci häufig zu hoch ist und möchten abklären warum. Sie hatten bisher noch keine Gelegenheit mit seiner Frau zu sprechen. Heute Morgen haben Sie diese jedoch bereits auf dem Flur kurz gesehen. Sie bemerkten einen ablehnenden Blick.

Sie haben mit der Diabetesberatung Sabrina, die gerade vom Urlaub heimgekommen ist, telefoniert und Ihr ihr Problem hinsichtlich Herrn Bianci kurz geschildert.

Arbeitsauftrag

Tauschen sie sich in ihrer Gruppe aus der Perspektive von Pflegekraft Monika Müller aus. Wie schätzen Sie die Situation und das weitere Vorgehen ein?

Was wollen Sie erreichen? Wie gehen Sie weiter vor? Fixieren Sie ihre Ergebnisse auf dem Strategieplan.

4.8 Rollenbeschreibung: Diabetesberatung

Sie, die 35-jährige Sabrina Huber, sind examinierte Gesundheits- und Krankenpflegerin. Vor sieben Jahren haben Sie die Fachweiterbildung zur Diabetesberaterin abgeschlossen. Seitdem sind Sie hauptberuflich als Diabetesberaterin angestellt und stehen den Patienten mit ihrem professionellen Fachwissen zur Seite. Zur Beratung gehen Sie meist auf die jeweilige Station und suchen dort den direkten Patientenkontakt. Zur Vorbereitung oder für private Gespräche in geschlossenem Raum steht ein eigenes Büro zur Verfügung. Die Regelarbeitszeiten sind Montag bis Freitag von 8.30–17.00 Uhr. Die Zusammenarbeit mit den Pflegekräften funktioniert bisher reibungslos. Dies ist von hoher Relevanz, denn Sie sind von der genauen Dokumentation, der zuverlässigen Umsetzung ihrer Anordnungen und den Informationen der Pflegekräfte abhängig.

Sie hatten zwei Wochen Urlaub und somit heute Ihren ersten Arbeitstag. Zum Dienstbeginn erhalten Sie von Pflegerin Monika einen Anruf, dass es einen neuen »Fall« für Sie auf Station gibt. Der Name des Patienten ist Herr Luca Bianci. Es wurde bei Ihm neu ein Diabetes Mellitus Typ 2 diagnostiziert. Die Einstellung mit oralen Präparaten war nicht zielführend, deshalb wurde die Therapieform auf eine subkutane Insulingabe umgestellt. Die Entlassung steht in wenigen Tagen bevor.

Monika informiert Sie des Weiteren, dass Herr Bianci generell als sehr uneinsichtig beschrieben werden kann. Eine Akteneinsicht des Patienten gibt Auskunft darüber, dass der Blutzuckerwert häufig viel zu hoch ist.

Arbeitsauftrag

Tauschen Sie sich in Ihrer Gruppe aus der Perspektive von Diabetesberaterin Sabrina Huber aus. Wie schätzen Sie die Situation, den Krankheitsverlauf und das weitere Vorgehen ein? Was wollen Sie erreichen? Wie gehen Sie weiter vor. Fixieren Sie Ihre Ergebnisse auf dem Strategieplan.

4.9 Rollenbeschreibung: Patient

Sie, der betroffene Patient Luca Bianci, haben bei der morgendlichen Visite erfahren, dass sie innerhalb der kommenden drei Trage aus der stationären Versorgung des Krankenhauses entlassen werden können. Sie wiegen 110 kg bei einer Körpergröße von 170 cm, worüber Sie sich vor diesem Krankenhausaufenthalt noch nie ernstzunehmende Gedanken gemacht haben. Erst Schwester Monika Müller wies sie während einer Blutzuckermessung mahnend auf das Ausmaß Ihres Übergewichts hin, welches sie mit dem Fachbegriff »Adipositas Grad 3« benannte.

Die Information zur baldigen Entlassung löst bei Ihnen gemischte Gefühle aus. Einerseits freuen Sie sich sehr auf Ihren gewohnten Alltag, die Kochkünste und die liebevolle Fürsorge Ihrer Frau Lucia. Andererseits fühlen Sie sich noch sehr unsicher und überfordert mit der Diagnose Diabetes mellitus Typ II. Vor allem das Spritzen von Insulin bereitet Ihnen Kopfschmerzen. Obwohl Sie vor wenigen Tagen von der Fachkraft Monika Müller gezeigt bekommen haben, wie Sie ihren Blutzucker messen sollen und anschließend mit der Gabe von Insulin auf den Zuckerwert reagieren müssen, haben sie große Angst davor, sich das Hormon selbst zu verabreichen. Schon seit Ihrer Kindheit verabscheuen sie Nadeln.

Sie wurden während des Krankenhausaufenthalts häufig darauf hingewiesen, dass sie Ihre Ernährung nun »umstellen« müssen. Sie wissen nicht recht, was das heißen soll. Schließlich essen sie fast ausschließlich die von Ihrer Frau frisch und selbst gekochten Pastagerichte, italienische Spezialitäten und die heimischen Nachspeisen. Sie essen doch gar kein Fastfood. Beim Gedanken an die hausgemachte Pasta und das Tiramisu Ihrer Frau läuft Ihnen regelrecht das Wasser im Mund zusammen. Ihre Frau wird es nicht gerne hören, dass sie irgendetwas an ihren Kochgewohnheiten ändern soll.

Sie haben soeben Ihren Blutzuckerwert überprüft, da das Mittagessen jeden Moment kommen wird. Als sie den Wert von 310 mg/dl sehen, sind sie irritiert. Von vergangenen Messungen wissen Sie, dass dies ein erhöhter Wert ist. Während Ihres Aufenthalts im Krankenhaus wurden sie fast täglich mit solch hohen Blutzuckerwerten konfrontiert. Das war auch der Grund dafür, dass die Ärzte Ihnen zur Therapie mit den verabscheuten Spritzen geraten haben. Davor mussten Sie wenigstens nur Tabletten schlucken. Sie fragen sich wütend, worin der Sinn der Spritzentortour liegt, wenn sie dann immer noch zu hohe Zuckerwerte haben. Sie haben heute Morgen doch alles so gemacht, wie es Ihnen von Pflegeschüler Tom Wagner gesagt wurde. Sie sind sich sicher, dass sie die von ihm durchgegebene Insulinmenge gespritzt haben. Zuvor waren Sie froh, dass bei der Verabreichung der Spritze niemand anwesend war, so konnten Sie sich wenigstens ausreichend Zeit lassen. Jetzt wünschen Sie sich jedoch, dass jemand bestätigen könnte, dass sie keinen Fehler begangen haben. Sie verstehen die Welt nicht mehr.

Arbeitsauftrag

Tauschen Sie sich in der Gruppe aus der Perspektive von Luca Bianci aus. Wie schätzen Sie die Situation und das weitere Vorgehen ein? Was wollen Sie erreichen? Wie gehen Sie weiter vor? Fixieren Sie Ihre Ergebnisse auf dem Strategieplan.

4.10 Besonderheiten

Handlungsalternativen

Um ein Spielgeschehen zu ermöglichen und zu initiieren, wurde das Planspiel so konzipiert, dass jede Rolle zu Beginn Gesprächsbedarf mit jeweils mindestens einer anderen Figur des Planspiels hat (▶ Abb. 4.2).

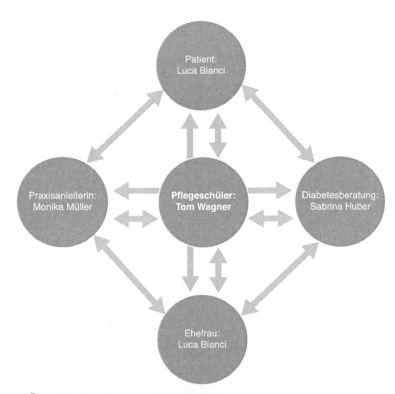

Abb. 4.2: Übersicht Handlungsmöglichkeiten

Handlungsoptionen

- Pflegeschüler Tom Wagner sucht das Gespräch mit: Monika Müller, Herrn Bianci.
- Patient Herr Bianci sucht das Gespräch mit: Tom Wagner, Frau Bianci, Monika Müller, Sabrina Huber.
- Pflegekraft Monika Müller sucht das Gespräch mit: Herrn Bianci, Frau Bianci, Tom Wagner.
- Ehefrau des Patienten Frau Bianci sucht das Gespräch mit: Monika Müller, Sabrina Huber, Herrn Bianci.
- Sabrina Huber sucht das Gespräch mit: Herrn Bianci, Monika Müller.

Ereigniskarten

Ereigniskarte # 1: Tom oder Monika

Sie kommen ins Zimmer und sehen, dass Frau Bianci gerade wieder ihren selbstgebackenen Kuchen ins Nachtkästchen räumt

Sie kommen ins Zimmer und sehen, wie Herr Bianci mit seinem Besuch ein Bier trinkt/oder sehen, dass im Mülleimer einige leere Bierflaschen liegen.

Ereigniskarte # 2: Diabetes-Beratung Sabrina Huber

Im Gespräch mit Herrn Bianci stellen Sie fest, dass er kaum Beratung hinsichtlich der Ernährung von den Pflegekräften bekommen hat, obwohl er schon mehrere Wochen/Tage stationär behandelt wird.

Im Gespräch mit Herrn Bianci lässt dieser verlauten, dass Tom, der Auszubildende, ihm eine falsche Spritzmenge Insulin genannt hat. Er habe Tom vertraut und die Menge selbst gespritzt und nun einen deutlich erhöhten Blutzuckerwert.

Ereigniskarte # 3: Monika

Bei der Visite erklärt der Oberarzt Ihnen seinen Wunsch, Herrn Bianci bereits in 2 Tagen zu entlassen, da die Klinik ab diesem Zeitpunkt keinen Gewinn mehr für ihn erzielt.

Ereigniskarte # 4: Frau Bianci

Sie kommen ins Patientenzimmer und sehen, dass ihr guter selbstgebackener Kuchen im Mülleimer liegt.

Sie erfahren von der Frau eines Mitpatienten, der ebenfalls einen Diabetes Mellitus II hat, auf dem Flur, dass es Insulinpumpen gibt, die »alles automatisch regeln« und der Patient hierbei keine Einschränkungen hat. (Könnte auch zu Herrn Bianci passen)

Ereigniskarte # 5: Herr Bianci

Gestern hatten Sie wieder einen viel zu hohen Zucker. Neben den ihnen schon bekannten Zeichen wie Durstgefühl und vermehrte Ausscheidung ist Ihnen aufgefallen, dass die sich an viele Dinge nicht erinnern konnten und den Ausführungen der Pflegekraft wie »durch einen Film« wahrgenommen haben. Das hat sie sehr verängstigt. Am nächsten Tag geht es Ihnen körperlich besser, aber sie wollen niemals mehr in diesen Zustand kommen und wollen auch nicht darüber sprechen. In diesem Moment geht die Türe auf und ihre Frau kommt mit dem selbstgekochten Essen ins Zimmer.

Name: Herr Bianci   Monat: November 2018

Blutzucker-Tagesprofil

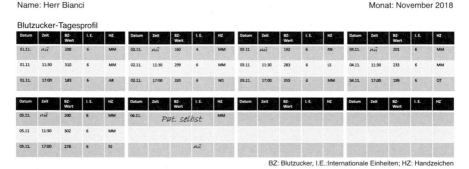

Datum	Zeit	BZ-Wert	I.E.	HZ	Datum	Zeit	BZ-Wert	I.E.	HZ	Datum	Zeit	BZ-Wert	I.E.	HZ	Datum	Zeit	BZ-Wert	I.E.	HZ
01.11.	nü	200	6	MM	02.11.	nü	160	4	MM	03.11.	nü	192	6	RN	04.11.	nü	201	6	MM
01.11	11:30	310	6	MM	02.11.	11:30	299	6	MM	03.11.	11:30	283	6	LS	04.11.	11:30	233	6	MM
01.11.	17:00	183	6	AR	02.11.	17:00	320	6	NO	03.11.	17:00	255	6	MM	04.11.	17:00	199	6	OT

Datum	Zeit	BZ-Wert	I.E.	HZ	Datum	Zeit	BZ-Wert	I.E.	HZ	Datum	Zeit	BZ-Wert	I.E.	HZ	Datum	Zeit	BZ-Wert	I.E.	HZ
05.11.	nü	200	6	MM	06.11.	Pat. selbst			MM										
05.11	11:30	302	6	MM															
05.11.	17:00	278	6	SS		nü													

BZ: Blutzucker, I.E.:Internationale Einheiten; HZ: Handzeichen

Abb. 4.3: Blutzucker-Tagesspiegel – Herr Bianci

Jedes Planspiel ist einmalig – einmalig in seinem Verlauf, den Teilnehmenden, der entstehenden Dynamik, dem (individuellen) Lernzuwachs sowie den Gestaltungsmöglichkeiten.

Im gespielten Szenario wurde für die Lernenden bewusst eine Situation geschaffen, die auf ihre persönlich erfahrenen Herausforderungen zum oben genannten Lernfeld (▶ Kap. 4.2) bezogen ist. Man kann daher sagen, dass die Schüler in ihrer aktuellen »Lebenswelt« direkt abgeholt wurden. Dies spiegelte sich in der Motivation und der Spielbereitschaft deutlich wieder. Selten konnte man bei einer anderen Lehr-/Lernmethode solch eine Freude, Spannung und kontinuierliche Aufmerksamkeit beobachten. In der mündlichen Rückmeldung gaben die Lernenden sogar an, dass der Wunsch bestehe, das Planspiel noch länger zu spielen. Dies zeigt die hohe intrinsische Motivation zum Lernen im Rahmen des Planspiels.

Die Klasse hatte bereits Erfahrungen mit einem Planspiel gemacht. Die Befürchtung, dass die Lernenden die Methode als negativ abgespeichert hatten, war vollkommen unbegründet. Das Vorwissen wird als Grundlage angesehen, sodass das Spiel sich von Beginn an auf einem qualitativ hohen Niveau befand. Die Beiträge der Schüler waren konstruktiv und stets leistungsstark. Die Strukturen waren klar.

Die hervorragende Zusammenarbeit mit der Leitung und den beteiligten Mitarbeitern der Berufsfachschule ist definitiv als Merkmal hervorzuheben. Hierdurch entstand eine komplikationsfreie Vorbereitungsphase. Das Planen in diversen Berufsebenen (Lernende, Studierende, Leitung und Kooperation mit der Hochschule) erfordert von allen Involvierten Zuverlässigkeit, Vertrauen und gegenseitigen Respekt.

4.11 Stolpersteine und Herausforderungen

Trotz aller positiven Erfahrungen hinsichtlich der Gestaltung und Durchführung eines Planspiels, gibt es doch einige Herausforderungen, sogenannte Stolpersteine, die beachtet werden müssen.

Bei den Vorbereitungen eines Planspiels müssen das Vorwissen der Klasse, der aktuelle Lernstand hinsichtlich der Thematik und praktische Erfahrungen der Lernenden im Sinne einer Bedingungsanalyse berücksichtigt werden. Da die Klasse für die Studierenden »fremd« war, stellte es sich als Herausforderung dar, das Vorwissen der Auszubildenden genau zu bestimmen. Vorteilhaft war jedoch die sehr gute Kooperation mit den Pflegepädagoginnen vor Ort, was die Vorbereitung des Planspiels hinsichtlich der erhaltenen Informationen erleichtert hat.

Die Gestaltung eines Planspiels ist bereits im Vorfeld mit einem hohen Zeitaufwand verbunden. Zeitaufwendige Aufgaben sind beispielsweise: die Generierung eines pflegeberuflichen Schlüsselproblems anhand schriftlicher Deskriptionen der Auszubildenden, Zielsetzungen unter Berücksichtigung relevanter Perspektiven der beteiligten Akteure oder der Entwurf eines Szenarios mit den passenden Rollenmodellen. Gerade letzteres kann als konstruktiver, aber sehr zeitintensiver Prozess beschrieben werden. Zahlreiche strategische Überlegungen hinsichtlich möglicher Spielverläufe wurden im Entstehungsprozess mehrmalig verworfen oder abgeändert. Wie wichtig eine genaue, klare Formulierung und die Stimmigkeit des Szenarios sind, haben die Studierenden im Planspiel erfahren. Unklarheiten hinsichtlich der Verständlichkeit können ansonsten leicht zu Verwirrungen und Missverständnissen der Teilnehmenden führen. Bezüglich der Vorbereitung benötigt ein Planspiel dementsprechend viel Zeit sowie personale Ressourcen und kann nicht an einem Tag erstellt werden.

Bevor die Auszubildenden in ein Planspiel involviert werden, muss eine Transparenz aller Beteiligten hinsichtlich der Durchführung und des Ablaufs sichergestellt werden. Da die Einführung der Lernenden in die Methode Planspiel in diesem Fall schon einige Monate im Vorfeld stattgefunden hatte, musste am Spieltag wieder Zeit zum Auffrischen des Planspiels investiert werden. Dadurch ging viel wertvolle Spielzeit verloren. Da ein Planspiel über mehrere Unterrichtsstunden verläuft, sind auch bei der Durchführung viele zeitliche Ressourcen vonnöten. Des Weiteren müssen die räumlichen Ressourcen mit in die Planung einfließen. Da sich nur die spielenden Akteure im Klassenraum aufhalten dürfen, bedarf es zusätzlich – je nach Rolle – mehrerer Unterrichtsräume für die aktuell nicht spielenden Akteure. Denn ein Zusammentreffen unterschiedlicher Rollen sollte ohne die Beaufsichtigung von Lehrenden nach Möglichkeit vermieden werden. Andernfalls ist die Gefahr des Austausches über den aktuellen Stand der Rollen zu groß.

Trotz gelungener zeitlicher Abstimmung entstand für Gruppen, die gerade nicht an der Reihe waren, ein Leerlauf von etwa 20–30 Minuten. Wie auch in der Rückmeldung der Lernenden deutlich wurde, wird dieser bei Lehrenden und Auszubildenden gleichermaßen als Kritikpunkt aufgefasst. Um diese Pausen konstruktiv zu nutzen, muss bereits im Vorfeld über genaue Instruktionen hinsichtlich einer Aufgabenstellung im Kontext mit dem Planspiel nachgedacht werden.

Mit der Methode Planspiel können, wie bereits erwähnt, viele Kompetenzen gefördert werden. In manchen Gruppen wurde allerdings für Gespräche immer der/die gleiche Gruppensprecher/-in gewählt. Hier stellt sich die Frage, ob der Lerneffekt und der Mehrwert der Methode, wie beispielsweise kommunikative und strategische Kompetenzerhöhung, in diesem Fall für alle Spielenden gilt. Alternativ kann im Vorfeld ein regelmäßiger Wechsel als Bedingung mit aufgeführt werden.

Die Betreuung eines Planspiels stellte sich teilweise als anstrengende und hochkomplexe Aufgabe dar. Denn ein Planspiel erfordert nicht nur von den Lernenden strategische Kompetenzen. Auch die Studierenden mussten sich immer mit der Frage beschäftigen, welche Ereigniskarte wo und wann am besten eingesetzt wird. Demnach sind gute Absprachen und ein reger Austausch der Lehrenden vonnöten. Die Erfahrung zeigt, dass manche Gruppengespräche leicht ins lapidare, belanglose abdriften und ein Mehrwert der Methode nicht mehr gesehen wird. Gerade hier ist das Einsetzen von Ereigniskarten wichtig, um die Fachlichkeit wieder stärker in den Fokus zu rücken. Ein Hindernis im Spielfluss kann des Weiteren die Vermischung von Rolle und Realität darstellen. Aufgrund dessen müssen sich Lehrende sehr genau auf die Wortwahl der Spielenden fokussieren, um bei Nennung des realen Vornamens oder bei persönlichen Anmerkungen notfalls intervenieren zu können. Am Ende eines Planspiels besteht die Notwendigkeit, die Rollen wieder aufzulösen. Sonst besteht die Gefahr, dass Kritik oder heftige Diskussionen persönlich genommen werden und Auswirkungen auf die bestehende Gruppendynamik haben.

Die Lehrkräfte müssen neben der Beachtung der oben genannten Stolpersteine auch einen reibungslosen Gruppenaustausch gewährleisten. Dementsprechend ist eine alleinige Durchführung nur sehr schwer umzusetzen. Hier wird deutlich, dass die Methode neben den zeitlichen und räumlichen auch viele personelle Ressourcen erfordert.

Um den Mehrwert für die Lernenden und auch Kritikpunkte der Methode Planspiel genau benennen zu können, ist es dringend erforderlich, im Anschluss eine Reflexion sowohl mit den Lernenden als auch im Kollegenkreis durchzuführen. Nur so können bei zukünftigen Gestaltungen Verbesserungsvorschläge integriert werden und die positiven Aspekte der Methode stärker zur Geltung kommen.

4.12 Fazit

Aufgrund der vielschichtigen Kompetenzentwicklungen der Spielteilnehmer/-innen, welche durch den Einsatz der Methode Planspiel zu erwarten ist, stellt sich die Frage, warum sie bislang noch nicht stärker Einzug in die Klassenräume der Pflegeausbildung gefunden hat. Sicherlich erfordert sowohl Planung als auch Durchführung eines solchen Planspiels einige der zeitlichen, planungsorganisatorischen und personellen Ressourcen eines Lehrerkollegiums ein. Dennoch kann es durch den Einsatz dieser aufwendigen Methode gelingen, die Thematik und Systematik einer komplexen pflegerischen Situation, sowie damit einhergehende strukturelle und organisatorische Denkprozesse bei den Teilnehmer/-innen anzuregen. Speziell die pflegerische Profession erfordert ein hohes Maß an Sensibilität für Interdisziplinarität. So sehen sich professionell Pflegende häufig täglich mit sektorenübergreifenden Entscheidungsfindungen konfrontiert. Neben vielen weiteren, wird jedoch speziell die interdisziplinäre Kompetenz im Verlauf des Planspiels geschult und kann somit einen wichtigen Beitrag zur professionellen Ausbildung zukünftiger Pflegekräfte leisten. Drüber hinaus zeichnet sich diese Methode als besonders geeignet für eine generalistischen Pflegeausbildung aus. Durch einen intelligenten Einsatz verschiedener Rollen können sich alle beteiligten Schüler/-innen mit ihren jeweiligen Kernkompetenzen einbringen und voneinander lernen. Ob allgemeine, Kinder- oder Altenpflege, alle Gruppen können im Planspiel gleichermaßen einbezogen, berücksichtigt und auf ihren jeweils individuellen Ebenen gefördert werden. Angesichts der weitreichenden Lehr- und Lernchancen, welche die Methode Planspiel bietet, sollte sie zukünftig unumstritten höhere Beachtung innerhalb der Pflegebildung finden.

Die Arbeit an einem solch großen Projekt, wie es das Planspiel mit Vorbereitung, Durchführung und Auswertung/Nachbesprechung darstellt, führt darüber hinaus nicht nur zu einem Entwicklungsprozess auf Seiten der Schüler/-innen. Auch durchführende Lehrpersonen profitieren auf vielschichtige Art und Weise, beispielsweise bezogen auf die Ausweitung des eigenen Methodenrepertoires.

Literatur

Bayerisches Staatsministerium für Unterricht und Kultus (2005) Lehrplanrichtlinien für die Berufsfachschule für Krankenpflege und Kinderkrankenpflege. Ausbildung zur/zum Gesundheits- und Krankenpflegerin/ Gesundheits- und Krankenpfleger, Gesundheits- und Kinderkrankenpflegerin/ Gesundheits- und Kinderkrankenpfleger. Theoretischer und fachpraktischer Unterricht. (https://www.isb.bayern.de/download/8924/lpr_oktober_2005.pdf, Zugriff am 23.01.2019)

Darmann-Finck I, Muths S (2017) Die Generalistik kommt – die Differenzierung der Pflegeberufe bleibt bestehen, Dr. med. Mabuse, 42(228), S. 32–34

Geuting M (2000) Soziale Simulation und Planspiel in pädagogischer Perspektive, in: Herz D/Blätte A (Hrsg.) Simulation und Planspiel in den Sozialwissenschaften. Eine Bestandsaufnahme der internationalen Diskussion, Münster: LIT Verlag

Kühlwein T, Lieb, T, Misof T, Neumair M (2019) Planspiel. Unveröffentlichte Ausarbeitung. München: Katholische Stiftungshochschule München

Lüftl K (2018) Aus Praxissituationen Ziele einer Lehrveranstaltung entwickeln, in: Kemser J, Kerres A (Hrsg.) Lehrkompetenz lehren, Bd. 17. Berlin/Boston: de Gruyter, S. 183–212

Mattes W (2011) Methoden für den Unterricht. Paderborn: Schöningh Verlag, S. 164–165

Wolfgang G (2014) Offenes Lernszenario Planspiel: Möglichkeiten von Planspielen bei der Praxisumsetzung von aktivem (Er)lernen interdisziplinärer Inhalte in der Lehre, (https://s3.amazonaws.com/academia.edu.documents/34768371/E-LEarning_Tag_Publikation_2014.pdf?AWSAccessKeyId=AKIAIWOWYYGZ2Y53UL3A&Expires=1548376825&Signature=R9Qd7PTeBay9JKhhAp7jtnxpGAw%3D&response-content-disposition=inline%3B%20filename%3DOffenes_Lernszenario_Planspiel_Moglichke.pdf, Zugriff am 22.01.2019)

5 Planspiel: »Schon wieder eine, die studiert?!«

Unter Mitarbeit von M. Dangl, C. Fröhling,
J. Hafensteiner & L. Kern

5.1 Ausgangssituation

Dieses Planspiel wurde für eine Kohorte im ausbildungsintegrierenden Bachelorstudiengang Pflege dual konzipiert. Insgesamt nehmen 38 Studierende im ersten Semester daran teil. Eine Besonderheit war die Zusammensetzung der Teilnehmenden, die Pflegestudierende wie auch Studierende der Sozialen Arbeit umfasste. In den gemeinsam stattfindenden Vorlesungen (Modul Kommunikationstheorien und fachwissenschaftliches Wahlpflichtmodul) wurden den Lernenden bereits vorab die Gesprächstheorien von Schulz von Thun, Eric Berne, Carl Rogers, Christoph Thomann und Samy Molcho vermittelt. Ebenfalls waren die Themenfelder der nonverbalen Kommunikation, die Betrachtung der evidence-basierten Pflege unter dem Blickwinkel der Kommunikation und das Feedback Gegenstand der Lehrveranstaltung.

5.2 Lernfeld

Das Thema des Planspiels befasst sich mit der Anwendung von Kommunikationstheorien. Die entsprechenden Modulhandbücher des Studiengangs Pflege Dual und des Studiengangs Soziale Arbeit wurden durch die Lehrenden gesichtet. Hier sind ebenso die Ziele dieser Module der beiden Studiengänge nachzulesen.

5.3 Bedingungsanalyse

Organisatorische Ausgangssituation der Lehrenden und Lernenden

Für die Durchführung des Planspiels stehen vier Räume für die Studierenden und ein Konferenzraum für die Lehrenden an der Hochschule zur Verfügung.

Die Räume bieten zudem zur Präsentation der Lehrenden einen Computer, Beamer, Pinnwände und Flipcharts. Für die Informationsbeschaffung steht den Studierenden ein Internetzugang per WLAN zur Verfügung. Zur inhaltlichen Erarbeitung werden Lehr- und Lernmaterialien in und bereits vor der Lehrveranstaltung von den Lehrenden bereitgestellt (Informationsblätter, Lehrmaterialen über eine Lernplattform (z. B. Moodle™) etc.). Für die Studierenden besteht Anwesenheitspflicht. Der zeitliche Rahmen für das Planspiel ist mit ca. 360 Minuten angesetzt.

Persönliche und fachliche Ausgangssituation der Lehrenden

Die Lehrenden befinden sich im 7. Semester des Studiengangs Pflegepädagogik. Die Situation vor einer Gruppe zu sprechen, ist den Lehrenden aufgrund absolvierter Lehrproben im ersten Teil des Studiums sowie des Praxissemesters bekannt.

Es besteht großes Interesse zum Thema Planspiel. Das Anwenden neuer Methoden der Wissensvermittlung verfolgen die Lehrenden stets mit großer Spannung. Die Stärken der Lehrenden liegen im Vortrag sowie in der inhaltlichen Auseinandersetzung mit dem zu referierenden Thema. Als Schwäche sehen die Lehrenden, dass sie vielleicht nicht alle Teilnehmer, besonders die Studierenden der sozialen Arbeit, in die Thematik mitnehmen können.

Ängste bestehen darin, mögliche Fragen der Teilnehmer nicht gerecht beantworten zu können. Es besteht die Annahme, dass die Teilnehmer im Rahmen des Planspiels sehr aktiv werden und die Thematik, unter der Moderation der Lehrenden, erarbeiten.

Persönliche und fachliche Ausgangssituation der Lernenden

Es ist durch die Zugangsvoraussetzungen im Bachelorstudiengang Pflege dual davon auszugehen, dass sich alle Teilnehmer entweder in einer Ausbildung der Gesundheits- und Krankenpflege, Gesundheits- und Kinderkrankenpflege oder Altenpflege im ersten Ausbildungsjahr befinden oder bereits eine Ausbildung in diesem Berufsfeld abgeschlossen haben. Die Studierenden der sozialen Arbeit befinden sich im dritten Semester. Die Arbeits- und Einsatzbereiche der Teilnehmer sind, bedingt durch die verschiedenen Studienfächer und die bestehenden oder vorangegangenen Ausbildungen daher unterschiedlich.

Die Berufserfahrung der Kursteilnehmer oder diverse Praktika, die von den Teilnehmern bereits absolviert wurden, konnten vorab nicht ermittelt werden. Die Zusammensetzung der Gruppe wird aufgrund des Alters, der Berufserfahrung, des Geschlechts und der Herkunft heterogen sein. Dies kann in Bezug auf die Lehrveranstaltung ein positiver Einfluss sein, da im Planspiel viele differenzierte Meinungen zur Sprache kommen werden. Ob bereits detailliertes Vorwissen, Berührungspunkte in der Praxis oder Interesse zum Planspiel bestehen, konnte vorab nicht festgestellt werden. Die Einbeziehung der Studierenden der sozialen Arbeit wird von den Lehrenden als schwierigster Faktor gesehen. Um diesen Schwierigkeitsfaktor zu minimieren, werden die Studierenden der sozialen Arbeit gesondert in die Gruppen aufgeteilt. Es sind maximal zwei Studierende der sozialen Arbeit pro Gruppe geplant. Zusätzlich wird am Beginn der Gruppenarbeitsphase eine Vorstellungsrunde mit drei Leitfragen in jeder Gruppe durchgeführt und die Studierenden werden in den Gruppen durch die Lehrenden motiviert und es wird versucht, diese einzubinden.

Um Leerlaufphasen zu vermeiden, wurde den Studierenden ein Link zu einem Film über die Notwendigkeit des Studiums in der Pflege mitgeteilt. Die Mitarbeit der Teilnehmenden wird positiv eingeschätzt, könnte aber unterschiedlich sein, da auch stille Zuhörer in der Veranstaltung sein werden. Da das Planspiel sehr interaktiv ist, die Regeln gemeinsam erarbeitet werden und die Lehrenden stets zur Unterstützung in den Gruppen anwesend sind, hoffen die Lehrenden auf aktive Mitarbeit.

5.4   Szenario

Der Pflegeberuf steht vor einigen Herausforderungen. Eine zunehmend älter werdende Gesellschaft sowie eine steigende Multimorbidität benötigt hochqualifiziertes Pflegepersonal, das eine auf wissenschaftlichen Erkenntnissen basierende Ausbildung absolviert.

Die Berufsfachschule des Klinikums St. Josef in München bietet neben der dreijährigen Ausbildung zur Gesundheits- und Krankenpflege das Pflege-Dual-Studium in Kooperation mit der Hochschule am Linden-Campus an. Dieses Angebot wird sehr gut angenommen und somit meldeten sich auch dieses Jahr wieder viele Studierende für das duale Studium an. Hochschullehrer Martin Schubert ist begeistert, denn er findet die Professionalisierung des Pflegeberufs sehr sinnvoll und unter anderem notwendig. Auch das Team der unfallchirurgischen Station im Klinikum St. Josef profitiert von den Einsätzen der Schüler/-innen und Studierenden auf Station. Das Team, vor allem die Praxisanleitung Stefanie Huber, sind sehr neugierig, da heute das erste Mal die Pflege-Dual-Studierende Sophie Wagner zum Spätdienst erscheint.

Folgende Rollenprofile wurden entwickelt:

- Sophie Wagner, Pflege-Dual-Studierende
- Stefanie Huber, Praxisanleitung
- Simone Fischer, Gesundheits- und Krankenpflegerin
- Martin Schubert, Hochschullehrer
- Katrin Krauß, Gesundheits- und Krankenpflegeschülerin

5.5 Rollenbeschreibung: Studierende Sophie Wagner

 Sie sind Sophie Wagner, Pflege-Dual-Studierende im ersten Semester. Sie treten heute den ersten Spätdienst auf der unfallchirurgischen Station des Klinikums St. Josef an. Sie sind nervös und neugierig zugleich, da Sie weder mit dem Fachgebiet im bisherigen Studienverlauf in Kontakt gekommen sind noch das Personal der Station kennen.

Auf Station angekommen, begrüßt Sie Ihre Praxisanleiterin Stefanie und kommt Ihnen mit den Worten entgegen: »Herzlich Willkommen bei uns auf Station, komm mit, ich stelle dir gleich die anderen Kollegen vor!« Sie folgen Stefanie ins Stationszimmer, in dem gerade die Übergabe stattfindet. »Das ist unsere neue Schülerin Sophie, sie studiert im ersten Semester Pflege-Dual und heute ist ihr erster Tag bei uns auf Station!« »Schon wieder eine, die studiert und alles besser weiß!«, sagt die Kollegin Simone aus der Runde genervt. »Simone, sei doch nicht schon wieder so, Studierende sind wichtig für die pflegerische Zukunft!«, kontert Stefanie überzeugt.

Steckbrief Pflege-Dual-Studierende Sophie

- Erstes Semester, 20 Jahre alt
- Erster Tag auf einer unfallchirurgischen Station
- Freut sich auf den Stationsalltag
- Sehr wissbegierig
- Will alles richtig machen
- Ist im Stationsablauf noch unsicher
- Will neu Gelerntes anwenden
- Hat heute Spätdienst

5.6 Rollenbeschreibung: Praxisanleitung Stefanie Huber

 Sie, Stefanie, sind eine 53-jährige Gesundheits- und Krankenpflegerin, die seit 30 Jahren auf der unfallchirurgischen Station im Krankenhaus St. Josef arbeitet. Sie sind seit 10 Jahren Praxisanleitung auf Station und Ihnen gefällt der Austausch mit den Schüler/-innen und Studierenden sehr gut. Ihr Aufgabengebiet der Praxisanleitung umfasst die Einarbeitung der Lernenden auf Station und das Vermitteln von praktischem Pflegewissen anhand einzelner

Anleitungssituationen im Stationsalltag. Sie leiten Lernende sehr gerne an und möchten die Studierenden in ihrer Rolle als Pionier/-innen unterstützen. Ihnen ist bewusst, dass es für Pioniere nicht leicht ist. Sie begrüßen die neue Pflege-Dual-Studierende Sophie auf Station und stellen sie anschließend dem Stationsteam vor. Dabei äußert sich Ihre Kollegin Simone sehr herablassend gegenüber Sophie. Sie kontern überzeugt.

Steckbrief Krankenschwester Stefanie

- 53 Jahre alt
- 30 Jahre Berufserfahrung
- 10 Jahre Praxisanleitung
- Hat heute Spätdienst
- Erkennt die Notwendigkeit eines Studiums zur Professionalisierung der Pflege

5.7 Rollenbeschreibung: Gesundheits- und Krankenpflegerin Simone Fischer

Sie, Simone, sind 28 Jahre alt und seit sechs Jahren als examinierte Gesundheits- und Krankenpflegerin auf der unfallchirurgischen Station im Klinikum St. Josef tätig. Sie sind sehr genervt von den allgemeinen Entwicklungen in der Pflege, da Sie es nicht für nötig halten, dass man für die Pflege von Menschen studieren muss. Ständig werden die Studierenden in der Dienstplangestaltung bevorzugt. In der Zusammenarbeit mit den Studierenden hatten Sie bereits Schwierigkeiten, da diese nach aktuellen wissenschaftlichen Erkenntnissen pflegen möchten.

Sie lernen die Studierende Sophie in der Vorstellungsrunde kennen und können sich diesen Kommentar nicht verkneifen: »Schon wieder eine, die studiert und alles besser weiß!«

Steckbrief Gesundheits- und Krankenpflegerin Simone

- 28 Jahre alt
- Arbeitet sehr gerne auf Station
- Ist stolz auf ihre Profession
- Strebt die Position als Stationsleitung an

5.8 Rollenbeschreibung: Hochschullehrer Martin Schubert

 Sie, Herr Martin Schubert, arbeiten seit acht Jahren an der Hochschule am Linden-Campus. Sie sind Pflegepädagoge an der Hochschule und betreuen unter anderem die Studierende Sophie. Sie schätzen Sophie als wissbegierige, motivierte und engagierte Studentin und unterstützen ihr Studium sehr. Sie wissen, dass einige Pflegende dem Studiengang Pflege-Dual sehr kritisch gegenüberstehen. Sophie informiert Sie kurz telefonisch über einen Konflikt auf Station mit der Gesundheits- und Krankenpflegerin Simone.

Steckbrief Hochschullehrer Herr Schubert

- 57 Jahre alt
- Ist seit acht Jahren an der Hochschule tätig
- Ist Bezugsperson für die Studierenden
- Hat selbst auch 10 Jahre in der Pflege gearbeitet

5.9 Rollenbeschreibung: Gesundheits- und Krankenpflegeschülerin Katrin Krauß

 Sie sind Katrin Krauß, Gesundheits- und Krankenpflegeschülerin im zweiten Ausbildungsjahr, und befinden sich mit der Studierenden Sophie in der Ausbildung im Klinikum St. Josef. Sie arbeiten aktuell mit Sophie auf derselben Station und müssen grundsätzlich an den Tagen arbeiten, an denen Sophie an der Hochschule studiert. Dies verärgert Sie sehr, da Sie an diesen Tagen einen Kurs im Fitnessstudio belegen und aufgrund Missachtung Ihrer Dienstplanwünsche nicht teilnehmen können.

Steckbrief Gesundheits- und Krankenpflegeschülerin Katrin

- 21 Jahre alt
- Zweites Ausbildungsjahr
- Arbeitet auf der unfallchirurgischen Station im Krankenhaus St. Josef
- Hat zu den Studierenden in ihrem Ausbildungskurs nur mäßig Kontakt

5.10   Besonderheiten

Ereigniskarten

Insgesamt arbeiteten die Studierenden 13 Ereigniskarten aus, die folgend auszugsweise vorgestellt werden.

Ereigniskarte # 1:

Sophie Wagner und Katrin Krauß sind gemeinsam im Dienst eingeteilt. Katrin Krauß führt mit Hilfe von Sophie Wagner bei einer pflegebedürftigen Frau, Ilse Wimmer, die Ganzkörperwäsche durch. Sophie Wagner erkundigt sich bei Katrin Krauß über die einzelnen Schritte und die Besonderheiten dieser pflegerischen Handlung. Kathrin Krauß ist dadurch missgestimmt und fühlt sich hinterfragt.

Ereigniskarte # 2:

Es findet eine Stationsbesprechung statt. Simone Fischer kritisiert, dass sich Stefanie Huber mehr auf die Einarbeitung der Studierenden konzentriert und die Auszubildenden vernachlässigt.

Ereigniskarte # 3:

Eine Kollegin aus dem Team wird krank. Aufgrund des Personalmangels bleiben nur noch Katrin Krauß und Sophie als Ersatz. Da Sophie Wagner an diesem Tag aufgrund eines Studientages freigestellt ist, muss Katrin Krauß auf Station aushelfen.

Ereigniskarte # 4:

Die stellvertretende Leitung der unfallchirurgischen Station kündigt. Die ausgeschriebene Position wird durch Frau Brunner ersetzt, welche erst vor kurzem ihr Pflege-Dual Studium beendet hat.

Ereigniskarte # 5:

Patient Klaus Schleicher äußert den Wunsch, nur von akademisierten Pflegekräften gepflegt zu werden.

Ereigniskarte # 9:

Studiengangsleiter Herr Schubert sendet ein Rundschreiben an alle Einsatzorte der Studierenden:

Rundschreiben

Sehr geehrte Damen und Herren,

in den vergangenen Monaten kam es immer wieder zu Beschwerden bezüglich des Umgangstons und des Verhaltens gegenüber unserer Studierenden des Studienganges Pflege Dual. Ich bitte Sie, in Zukunft unseren Studierenden wertschätzend zu begegnen.

Bei Problemen oder Anmerkungen dürfen Sie sich gerne an mich wenden.

Hochachtungsvoll
Martin Schubert, Studiengangsleitung

Ereigniskarte # 10:

Herr Schubert erhält von seinem befreundeten Kollegen, Simon Meier, an der Hochschule in Düsseldorf eine WhatsApp-Nachricht:

»Lieber Martin, was hört man denn da von deiner Hochschule? Meine Studenten haben mir zugetragen, dass deine Studierenden in ihren Praxiseinsätzen gemobbt werden und sich überlegen, das Studium an einer anderen Hochschule weiterzuführen. Aber kein Problem, ich nehme sie gerne bei mir auf :-)! Lg Simon«

Ereigniskarte # 12:

Sie erhalten zur Information diese E-Mail:

Sehr geehrte Damen und Herren,

im Rahmen unseres Projekts »Krankenhaus der Zukunft« werden akademisierten Pflegekräften vorrangig Fort- und Weiterbildungen genehmigt. Bitte berücksichtigen Sie dies in Ihrer Auswahl der Fort- bzw. Weiterbildungsteilnehmer.

Mit freundlichen Grüßen
Die Klinikleitung

Ereigniskarte # 13:

Beim Surfen im Internet lesen Sie diesen Chat (Auszug):

Nursejackie:

Hallo liebe Leute,
ich mache grad mein Abi und nächstes Jahr möchte ich mich für einen »Pflege Dual«-Studiengang bewerben. Die Plätze dafür sind sehr knapp, aber ich würde gerne den Beruf ausüben, der anderen Menschen hilft, und dafür auch studieren. Ich denke mit einem relativ guten Zeugnis und der richtigen Motivation geht das schon.

Doch leider verstehe ich vieles nicht:

- *Wie soll ich mir den Berufsalltag vorstellen?*
- *Verrichte ich die Aufgaben einer normalen Krankenschwester?*
- *Welche Vorteile habe ich durch das Studium gegenüber der Ausbildung?*
- *Wie wird das Gehalt einer akademischen Krankenschwester sein? Denn man hört ja oft, dass Pflegekräfte unterbezahlt sind.*

Kann mir jemand bei der Beantwortung der Fragen helfen?

Vielen lieben Dank schon mal im Voraus für euren Beitrag.

Neben den eben dargestellten Ereigniskarten stellt eine weitere Besonderheit des beschriebenen Planspiels die Konzeption für Studierende des Studiengangs Pflege Dual dar. In der Regel werden Planspiele überwiegend in der beruflichen Bildung als Methode angewandt. Hinzu kommt, dass aus organisatorischen Gründen die Ermittlung der Schlüsselprobleme und somit des Szenarios des Planspiels nicht gemeinsam mit den Studierenden erhoben wurde, sondern mit der für das Modul zuständigen Professorin. Folglich hatten die Lehrenden den ersten Kontakt zu den Studierenden an dem Tag selbst, an dem das Planspiel stattfand.

Hinsichtlich der Gruppenzusammensetzung geht aus der Bedingungsanalyse hervor, dass die Studierenden unterschiedliche Ausgangsqualifikationen hatten und somit als sehr heterogen bezeichnet werden konnten. Außergewöhnlich war außerdem, dass Studierende der Sozialen Arbeit am Planspiel teilnahmen. Die Lehrenden haben versucht, die Studierenden so gut es geht mit der Thematik vertraut zu machen und sie zu involvieren, damit sie ebenso einen relevanten Lernzuwachs erfahren. Um hier die Kontaktbarriere zu überwinden, wurde zu Beginn des Planspiels ein kleines Kennenlernspiel anhand von drei Leitfragen durchgeführt.

Eine weitere Besonderheit des Planspiels war, dass die Studierenden nicht nur persönlich zwischen den einzelnen Rollen kommunizieren konnten, sondern auch per E-Mail oder WhatsApp-Nachrichten in Kontakt treten konnten. Zusätzlich stellt der Inhalt des Planspiels ein besonderes Kriterium dar. Die Studierenden hatten den Auftrag, bereits gelernte Kommunikationsmodelle in Form der Konfliktbewältigung auf das Szenario zu übertragen und anzuwenden. Dieses Planspiel ist so aufgebaut, dass man das Szenario auf unterschiedliche Handlungssituationen problemlos übertragen kann. Konfliktsituationen entstehen täglich und gehören zum Alltag. Somit eröffnet das Planspiel verschiedene Handlungsmöglichkeiten in vergleichbaren Situationen.

5.11 Stolpersteine und Herausforderungen

Organisatorisch ist zu beachten, dass die Gruppen für die Rollen in diesem Fall sehr groß sind. Es kann dazu führen, dass einige Studierende nur wenig beitragen. Da den meisten Studierenden die Methode Planspiel nicht bekannt ist, ist eine gute Einführung in diese Methode wichtig. Außerdem ist die regelmäßige Anwesenheit einer Lehrkraft in den Gruppen notwendig, um Unsicherheiten im Bereich Planspiel zu minimieren.

Als eine besondere Herausforderung ist die Anwesenheit der Studierenden der sozialen Arbeit zu sehen. Durch eine gesondert stattgefundene Aufteilung der Studierenden der sozialen Arbeit anhand eines Losverfahrens, wurden diese in den einzelnen Gruppen gleichmäßig aufgeteilt. Einige Studierenden sahen die Rollenübernahme einer Auszubildenden der Pflege als positiv und bereichernd an, andere wiederum konnten den Inhalt des Planspiels nicht nachvollziehen und fanden somit die Teilnahme nur wenig positiv.

Ein weiterer Stolperstein ist das Thema »Kommunikation« selbst. Es ist schwierig, während des Planspiels die angewandten Kommunikationstheorien zu überprüfen. Seitens der Studierenden wurde die praktische Anwendung der Theorien als positiv und durchaus gelungen eingeschätzt.

Die Studierenden äußerten nach der Durchführung des Planspiels den Wunsch, die Rollen selbstständig weiterentwickeln zu dürfen. Andererseits wurde auch geäußert, dass die Rollenbeschreibungen als zu vage und zu wenig transparent angesehen wurden. Besonders Studierende scheinen dazu zu neigen, mehr »eigene Persönlichkeit« in die Rolle miteinfließen lassen zu wollen.

5.12 Fazit

Zusammenfassend lässt sich sagen, dass das Planspiel bei den Studierenden sehr gut ankam. Das Szenario stellte einen realen Konflikt aus der Pflegepraxis dar.

Sie konnten sich gut in die Rollen hineinversetzen. Die Studierenden hatten die Möglichkeit, die Kommunikationsmodelle, welche sie theoretisch vermittelt bekommen haben, in einer praxisnahen Situation anzuwenden und auszuprobieren. Durch ihre Eigenverantwortung, die Gestaltungsoption der Rollen und die damit verbundene Selbsterfahrung konnten die Lernenden mittels einer für sie unbekannten Methode neue Lernerfahrungen sammeln. Sie konnten sich auf einen für sie in der Praxis relevanten Konflikt einstellen, dem sie während ihres Studiums möglichweise gegenüberstehen werden und mögliche Vorgehensweisen in der Gruppe erörtern und diese im Gespräch anwenden. So hatten die Teilnehmer des Planspiels die Möglichkeit, in einer Simulation Rollen kennenzulernen, welche sie während ihrer Ausbildung und ihres Studiums begleiten werden. Die Lernenden haben nicht nur ihre eigene Rolle als Pflege-Dual-Studierende »gespielt«, sondern konnten je Gruppe in eine andere Rolle hineinschlüpfen und deren Beweggründe erfahren. Somit fand eine Perspektivenübernahme statt. Ebenfalls konnten die Lernenden durch das Einnehmen einer Rolle erfahren, was es heißt, Verantwortung zu übernehmen, in einen realen Konflikt hineinschnuppern und ihr Wissen und ihre Fähigkeiten zur Problemlösung in Entscheidungs- und Konfliktsituationen anwenden. Aufgrund der Tatsache, dass die Studierenden alle im ersten Semester sind, konnten sich die Lerngruppen durch die verschiedenen Gruppenkonstellationen auf eine andere Art und Weise besser kennenlernen, als wenn sie in der Vorlesung nebeneinandersitzen und lernen würden.

Verbesserungsbedarf besteht in der Transparenz der einzelnen Rollen. Die Studierenden haben im Feedbackgespräch angemerkt, dass sie sich einen besseren Überblick über die Rollen und deren Eigenschaften gewünscht hätten. Dies ist jedoch schwierig umzusetzen, da zu viele Informationen möglicherweise den gewünschten Effekt der Improvisation und der Überraschung in der Gesprächsführung zerstören würden. In der Realität sind einem auch nicht alle Ansichten und Einzelheiten des Geschehens bekannt. In Anbetracht der Tatsache, dass das Planspiel an einer Hochschule stattfindet, würde es zukünftig Sinn machen, die Gruppengrößen möglichst klein zu halten, denn mit 7–8 Studierenden waren die Gruppen zu groß. Rückblickend ist eine Gruppengröße mit 4 Studierenden zu empfehlen. Ebenfalls kann aus der Erfahrung mit den Studierenden geschlossen werden, dass diese sehr komplexe Szenarios benötigen, um Leerläufe zwischen den einzelnen Gesprächen möglichst kurz zu halten. Möglichkeiten könnten sein, Gespräche in verschiedenen Räumen parallel verlaufen zu lassen bzw. komplexere Ereigniskarten ins Spiel zu bringen.

Potential besteht in den Leerlaufphasen, die trotz aktuellem TV-Beitrag und wissenschaftlicher Literatur zum Thema Pflege dual teilweise zu lang waren. Hier würde in zukünftigen Planspielen die Erhöhung der Gesprächsfrequenz die Komplexität der Ereignisse steigern. Um den Arbeitsaufwand in der Vorbereitung und Durchführung zukünftig minimieren zu können, wäre es sinnvoll, das Planspiel zu digitalisieren. So könnte dieses für die nächsten Semester ohne großen Aufwand weiterentwickelt und wiederverwendet werden. Als Nebeneffekt würde die Medienkompetenz der Studierenden gefördert werden.

Abschließend ist zu sagen, dass die Methode des Planspiels eine kreative Form des Lernens und der Interaktion darstellt. Somit konnten die Studierenden in einem realen Problemszenario Theoriewissen zu Kommunikationsmodellen anwenden.

Literatur

Balikci A (2012) Das systemische Planspiel: Lernen durch Erleben, Sozial Extra, 36(9-10), S.12–14

Dangl M, Fröhling C, Hafensteiner J, Kern L (2019) Ausarbeitung Planspiel-Buchbeitrag: »Schon wieder Eine die studiert?!«. Unveröffentliche Ausarbeitung. München: Katholische Stiftungshochschule München

Gromes T, Kowalewski S (2015) Rollen- und Planspiele in der Lehre. In: Bös M, Schmitt L, Zimmer K (Hrsg.) Konflikte vermitteln? Wiesbaden: Springer Fachmedien. S.59–74

Helmke A (2015) Unterrichtsqualität und Lehrerprofessionalität: Diagnose, Evaluation und Verbesserung des Unterrichts. 6.Aufl. Seelze-Velber: Kallmeyer in Verbindung mit Klett Friedrich Verlag GmbH

Klippert H (2008) Planspiele. Spielvorlagen zum sozialen, politischen und methodischen Lernen in Gruppen. 5 Aufl. Weinheim und Basel: Beltz Verlag

Reich K (2017) Unterrichtsmethoden im konstruktiven und systemischen Methodenpool. Lehren, Lernen, Methoden für alle Bereiche didaktischen Handelns (http://methoden-pool.uni-koeln.de/planspiel/frameset_planspiel.html, Zugriff: 20.01.2019)

Riedl A (2010) Grundlagen der Didaktik. 2 Aufl. Stuttgart: Franz Steiner Verlag

Technische Hochschule Rosenheim (2017) Modulhandbuch und Studienplan zur Studien- und Prüfungsordnung des dualen Studiengangs Pflege B. Sc. (https://www.th-rosenheim.de/fileadmin/user_upload/Dokumente_und_Merkblaette/Studienplaene/PFL/PFL_Studienplan_20172.pdf, Zugriff: 18.01.2019)

Ulrich M (1997) Links Between Experiential Learning and Gaming/Simulation (http://www.ucs.ch/service/download/docs/articleexplearning.pdf, Zugriff: 09.01.2019)

6 Planspiel: »Der Fall Frau Hagen und die NES-Förderung der Harnkontinenz«

Unter Mitarbeit von A. Ziebell, A. Bader & S. Roth

6.1 Ausgangssituation

Für das Setting wurde ein Akutkrankenhaus ausgewählt, da die Berufsfachschule an eine Klinik angegliedert ist und die Lernenden in dieser hauptsächlich praktisch ausgebildet werden. Das Ziel des Settings war es, eine möglichst reale Wirklichkeitssituation für die Schülerinnen und Schüler im späteren Planspiel zu schaffen. Durch ein reales Setting konnten sich die Lernenden schneller in das Setting »Internistische Station 2 im Frühdienst, Akutkrankenhaus« einfinden. Um trotz der realitätsnahen Beschreibung der Spielumgebung eine Unterscheidung zwischen Spiel und Wirklichkeit der Ausbildung zu schaffen, ist das Szenario in einer fiktiven Klinik angesiedelt. Das Planspiel ist für eine Klasse des zweiten Ausbildungsjahres mit elf Auszubildenden vorgesehen. Zeitlich wird die Durchführung mit acht zusammenhängenden Unterrichtseinheiten veranschlagt.

Nach der Planung sowie der Gestaltung der Szenarien und des Settings galt es, verschiedene Rollen zu kreieren, mit welchen die Szenarien und die Schlüsselproblematiken möglichst polyperspektivisch betrachtet und hinterfragt werden können, um im Spiel Konfliktsituationen zu bieten, welche den Lernenden im täglichen Leben begegnen können. Hierfür bedarf es vernetztes Denken und ein kooperatives Arbeitsverhalten (Kemser 2002, S. 148).

6.2 Lernfeld

Als curriculare Vorgabe für das entwickelte Planspiel dient unter anderem das Gesetz über die Berufe in der Krankenpflege (Krankenpflegegesetz – KrPflG, 2014).

Das übergeordnete Ziel dieser Unterrichtseinheit bezieht sich auf das Krankenpflegegesetz § 3 Ausbildungsziel:

> »Die Ausbildung für Personen nach § 1 Abs. 1 Nr. 1 und 2 soll entsprechend dem allgemein anerkannten Stand pflegewissenschaftlicher, medizinischer und weiterer bezugswissenschaftlicher Erkenntnisse fachliche, personale, soziale und methodische Kompetenzen zur verantwortlichen Mitwirkung insbesondere bei der Heilung, Erkennung und Verhütung von Krankheiten vermitteln. Die Pflege im Sinne von Satz 1 ist dabei unter Einbeziehung präventiver, rehabilitativer und palliativer Maßnahmen auf die Wiedererlangung, Verbesserung, Erhaltung und Förderung der physischen und psychischen Ge-

sundheit der zu pflegenden Menschen auszurichten. Dabei sind die unterschiedlichen Pflege- und Lebenssituationen sowie Lebensphasen und die Selbständigkeit und Selbstbestimmung der Menschen zu berücksichtigen.« (Gesetz über die Berufe in der Krankenpflege, 2014: S. 5)

Das interne Curriculum der Gesundheits- und Krankenpflegeschule gliedert sich in Module. Das betroffene Modul beinhaltet diverse Lernfelder mit den jeweiligen Richtzielen. Die Durchführung des Planspiels fand im Stundenkontingent des Lernfelds 3 in *Grundlagen der Pflege* statt. Vom Gesetzgeber ist dieses Lernfeld mit 40 Stunden bedacht (Bayrisches Staatsministerium für Unterricht und Kultus 2005, S. 25). Das interne Curriculum der BFS für Gesundheits- und Krankenpflege, an der dieses Planspiel durchgeführt wird, sieht 32 Stunden für dieses Lernfeld vor. Die Lernziele gliedern sich in die Einführung in Forschung und Pflegewissenschaft, Evidence based Nursing sowie die Durchführung eines eigenen Forschungsprojekts, das Schreiben eines wissenschaftlichen Artikels und die Vertiefung von Pflegetheorien. Mit der Modularisierung der Lehr- und Lerninhalte versucht die Berufsfachschule bereits Anpassungen an die Generalistik vorzunehmen.

Thematisch gliedert sich das Planspiel in den Bereich der Pflegewissenschaften und dem daraus resultierenden evidenzbasierten Pflegehandeln ein. Die fachliche Grundlage bildet der Umgang mit dem Expertenstandard *Förderung der Harnkontinenz*. Die Handhabung von Expertenstandards wurde hierbei als Einstieg in die angewandte Pflegewissenschaft gewählt. Im Fokus steht, dass die Schülerinnen und Schüler aufgrund des evidenzbasierten Wissens einen Argumentationsfaden schaffen, um auf einer professionellen Ebene die im Planspiel vorgegebenen Konflikte zu behandeln. Aus der konstruktivistischen Sicht auf Lehr- und Lernprozesse entstanden für Bildungseinrichtungen Alternativen zum Frontalunterricht, welche eine stärkere Aktivität der Lernenden am Unterrichtsgeschehen gemein haben. Diese Veränderungen gehen mit der Erweiterung der methodischen Kompetenz der Lehrenden einher, die Settings schaffen müssen, in denen Lernende Kompetenzen und Anwendungswissen erwerben können (Herold & Herold 2013, S. 91). Bei vielen pädagogischen Handlungen ist auch heute noch der Ansatz verbreitet, in dem Lehrende eine aktive Rolle und Lernende eine rezeptive teils passive Rolle einnehmen. Diese Form des Lernens ist häufig nicht nur wenig motivierend, sondern erzeugt darüber hinaus oftmals nur Wissen, welches zwar theoretisch beherrscht wird, jedoch in konkreten Anwendungssituationen nicht aktiviert werden kann (Meier & Seufert 2003, S. 13).

6.3   Bedingungsanalyse

Die Bedingungsanalyse beschäftigt sich mit den jeweiligen Rahmenbedingungen des Unterrichts. In dieser werden sowohl organisatorische Elemente als auch die individuellen Voraussetzungen der Lernenden und Lehrenden erfasst (Falk & Kerres 2006).

Im Rahmen des sechsten und siebten Semesters des Studiums der Pflegepädagogik wurden die drei Studierenden erstmals mit der Methode Planspiel konfrontiert, durch die Planung, Durchführung und schriftliche Nachbereitung dieses Planspiels. Daher wurde zu Beginn der Planung eine ausgedehnte Literaturrecherche in Bibliotheken und diversen Datenbanken im Internet durchgeführt. Der Kontakt zur Berufsfachschule, in der dieses Planspiel stattfand, wurde von der Hochschule hergestellt und zeitnah von den Studierenden genutzt, um organisatorische und schülerspezifische Fragen zu klären und einen Ersttermin zu vereinbaren.

Um die Räumlichkeiten der Berufsfachschule, die Lernenden und deren Klassenleitung, die auch für das weitere Vorgehen Ansprechpartnerin war, kennenzulernen, fand einige Monate vor der geplanten Durchführung ein Treffen vor Ort statt. Während des Besuches war es möglich, die Methode Planspiel in einer Unterrichtseinheit mittels eines Lehrvortrags und einem Lehr-Lern-Gespräch (LSG) vorzustellen. Außerdem wurden Schlüsselproblematiken der Gruppe anhand eines Fragebogens generiert, um eine thematische Passung des Planspiels aus Sicht der Lernenden zu gewährleisten. Eine zusätzliche praktische Einführung in die Methodik durch das Anspielen einer vorbereiteten Sequenz eines Planspiels ist empfehlenswert.

Aus der Auswertung eines eingesetzten Fragebogens zur Erhebung der sozioökonomischen Fakten ergaben sich folgende Daten:

Es gibt vier Lernende, die eine vorherige Berufsausbildung absolviert haben. Da diese nicht im Gesundheitswesen zu verorten war, wurden diese Kenntnisse nicht primär miteinbezogen. Des Weiteren fragten die Studierenden explizit nach dem Klassenklima in Bezug auf Meinungsäußerungen und Wohlbefinden im Klassenverband. Alle Mitglieder des Klassenverbundes äußerten sich dahingehend positiv, sodass die Studierenden keine unterschwelligen Konflikte zu befürchten hatten. Einer Selbsteinschätzung zufolge verorteten sich über 50 % der Lernenden als leistungsstark (▶ Abb. 6.1).

Im LSG fiel den Lehrenden auf, dass vier der elf Auszubildenden leichte Sprachschwierigkeiten aufweisen. Im Verlauf wäre es sinnvoll, auch hier eine Eigeneinschätzung der Lernenden vornehmen zu lassen. Im gemeinsamen Austausch äußerten die betroffenen Lernenden, dem Unterricht gut folgen zu können, jedoch bei der Erschließung von komplexen Texten Unterstützung zu benötigen. Dies wurde bei der Rollen- beziehungsweise Gruppeneinteilung berücksichtigt. Auch wurde darauf geachtet, den Auszubildenden genügend Hilfestellung anzubieten und sie zu motivieren, sich aktiv im Planspiel einzubringen. Die Frage, wer schon an einem Planspiel teilgenommen hat, wurde nur von einem Lernenden mit ja beantwortet. Die Lernenden wirkten bei allen Kontakten sehr motiviert und wissbegierig.

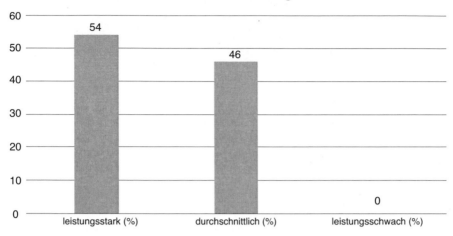

Abb. 6.1: Selbsteinschätzung der Lernenden (N=11) in Bezug auf das eigene Leistungsniveau

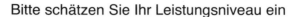 ## 6.4 Szenario

Die Entwicklung des Planspiels fand am Beispiel einer Patientin statt, die von ihren Angehörigen zu Hause versorgt wird und sich einer diagnostischen Abklärung im Krankenhaus unterzieht. Dieser Patientin war keine aktive Rolle zugedacht. Je nach Zielausrichtung, kann es auch hier sinnvoll sein, diese Rolle aktiv auszukleiden.

Frau Hagen, 71-jährig, lebt bei ihrem Sohn und dessen Frau zu Hause und wird von beiden zeitaufwändig betreut. Sie leidet an rezidivierenden Harnwegsinfekten und wird nachts mehrmals von ihrem Sohn und seiner Ehefrau auf die Toilette begleitet. Frau Hagen hatte vor mehreren Jahren einen Apoplex und leidet neben Bewegungseinschränkungen an einer beginnenden Demenz, weshalb sie auch bei ihrem Sohn leben muss. In jüngeren Jahren war Frau Hagen als Gymnasiallehrerin tätig. Sie hat nur ein Kind. Im Krankenhaus ist sie unsicher und muss sehr oft auf die Toilette, wie zu Hause auch. Auch hier benötigt Sie in der Nacht Unterstützung von den Pflegekräften. Ihr Ziel ist es, möglichst bald wieder zu Hause zu sein.

Folgende Rollenprofile wurden entwickelt:

• Frau Hagen, Patientin mit rezidivierenden HWI

- Marius Hagen, Sohn der Patientin
- Ana Jovanov, Pflegende im Anerkennungsjahr
- Maria Lang, stellvertretende Stationsleitung
- Monika Lechner, Bettnachbarin, Privatpatientin
- Ulrich Ebner, Schüler im 3. Ausbildungsjahr

Im Folgenden werden die verschiedenen Komponenten des Planspiels und ihre Entstehung beschrieben.

Entwicklung der Szenarien

Die Lehrenden erschlossen sich mithilfe eines Fragebogens die aktuellen Schlüsselproblematiken im Themenfeld. Dabei tätigten die Lernenden folgende Aussagen:

- *»fühle mich oft allein gelassen…«*
- *»ich traue mich manchmal nicht zu fragen, wenn ich Hilfe brauche…«*
- *»Es gab einen, da habe ich mich geekelt, ich wusste nicht wie ich den versorgen soll.«*
- *»Pflegewissenschaft, sagt mir nichts«*
- *»…, denke es könnte wichtig sein.«*

Im Gespräch mit dem Ausbildungsträger wurden weiterhin die stark hierarchisch geprägten Strukturen sowie explizit der Umgang mit harninkontinenten Menschen als belastend und unreflektiert geschildert. In der untenstehenden Grafik (▶ Abb. 6.2) sind die grauen Pfeile als Konfliktpotential mit unzureichender Anleitung verknüpft, die schwarzen Pfeile stellen Konflikte innerhalb des Feldes »Wissenschaftliches Arbeiten« dar.

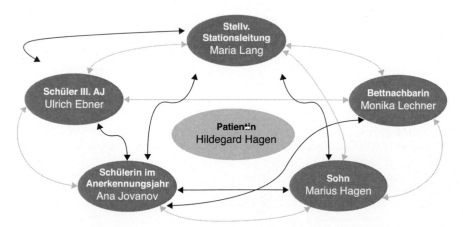

Abb. 6.2: Darstellung der Konfliktpotentiale der Rollen in Bezug auf zwei Szenarien

6.5 Rollenbeschreibung: Ana Jovanov (Pflegende im Anerkennungsjahr)

Sie arbeiten seit zwei Monaten im Kreisklinikum Nord auf der internistischen Station 2 und absolvieren dort Ihr Anerkennungsjahr. Gemeinsam mit Ihrer Tochter sind Sie vor sechs Monaten nach Deutschland gezogen. Ihre Tochter hat sich gut eingelebt und schon einige Freunde gefunden. Auch Sie wurden von den Nachbarn herzlich aufgenommen. Sie haben das Glück, dass sie eine Klinikwohnung gestellt bekamen. Ihr Arbeitsplatz ist zu Fuß in fünf Minuten erreichbar. Die Klinik ist der größte Arbeitgeber in der Gegend. Die Ausstattung ist ganz okay und besser als in dem Krankenhaus, in dem Sie in Ihrer Heimat gearbeitet haben. Allerdings hatten Sie mit mehr Komfort und Ausstattung der Klinik gerechnet. Mit den Kollegen auf der Station haben Sie Probleme. Mit Ausnahme von Maria, der stellvertretenden Stationsleitung, kommen Sie mit Ihren Kollegen nicht zurecht. Es ist immer dieselbe Leier, nur eben die Sprache, die ist noch anstrengend für Sie und dann korrigiert Sie frecherweise ständig der Schüler in Ihrer Aussprache. Wenn Sie nur endlich das Anerkennungsjahr hinter sich hätten. Eigentlich sind Sie ja schon längst examiniert, aber jetzt sind Sie zur Hilfskraft degradiert und bekommen auch dementsprechend wenig Geld. Auf der einen Seite sollen Sie nichts alleine tun, aber auf der anderen Seite verlässt sich Ihre Vorgesetzte und Freundin Maria auf Sie. »Endlich eine, die mal zupackt und macht!«, sagt sie oft über Sie. Das macht Sie stolz. Aber das die Klinik erst kürzlich einige Mitarbeiter entlassen hat, macht Ihnen Sorgen. Es gilt sich zu beweisen. Sie können Ihr Handwerk – das wollen Sie durch Ihren Fleiß auch zeigen. Aber dann noch Diskussionen führen über die ganze Theorie. Da kommt doch eh nix raus und der Schüler ist ein echter Schwätzer. In der Übergabe wird Ihnen nun berichtet, dass Frau Hagen heute Nacht ständig aufgestanden ist und die Nachtschwester in den Wahnsinn getrieben hat. Sie müsse angeblich ständig auf die Toilette. Dann würde sie so langsam laufen, dass sie es nicht schafft und einfach unterwegs schon pinkeln. Ständig wollte Sie dann frische Unterhosen. Die Windeln hat sie einfach immer ausgezogen, obwohl Ihr gesagt wurde, dass Sie jetzt da reinpinkeln kann.

Sie trinken Ihren Kaffee aus und machen sich dann an die Arbeit, bevor der Schüler Ihnen wieder eine Predigt über etwas hält. Trotzdem müssen Sie unbedingt mit ihm reden – wie er Sie immer belehrt über diesen und jenen wissenschaftlichen Blödsinn – neulich sogar vor einem Patienten – das geht gar nicht! Sie wissen, wie man arbeitet, das kann er sich von Ihnen abschauen. Vielleicht sollten Sie auch mit der Chefin reden.

6.6 Rollenbeschreibung: Maria Lang (stellvertretende Stationsleitung)

Seit insgesamt 15 Jahren arbeiten Sie im Kreisklinikum Nord und seit zehn Jahren bekleiden Sie den Posten der stellvertretende Stationsleitung auf der internistischen Station 2. Auch Ihre Ausbildung zur Gesundheits- und Krankenpflegerin absolvierten Sie damals in der Klinik, da Sie aus dieser Gegend stammen und sich auch nie vorstellen konnten, von dort wegzugehen. Das Kreisklinikum ist bis auf zwei kleine Rehakliniken und dem ambulanten Pflegebereich der einzige geeignete Arbeitgeber für Pflegefachpersonal im Umkreis von 50 Kilometern.

Sie sind unzufrieden mit Ihrer Arbeitssituation. Sie fühlen sich ausgebrannt, erschöpft und sind meist von der Arbeit genervt. Durch den Personalmangel und die vielen Krankheitsausfälle der Kollegen sind sie neben vielen administrativen Aufgaben gezwungen, auch weiterhin im 3-Schicht-System zu arbeiten. Sie arbeiten bereits seit zehn Jahren auf dieser Station und die Arbeitsanforderungen haben sich für Sie sehr zum Negativen entwickelt. Außerdem werden Ihre Bewerbungen für die Stationsleitungsstelle der Station übergangen und Ihnen wird ständig jemand anderes vor die Nase gesetzt.

Sie treten gerade Ihren fünften Frühdienst in Folge an. Die Kollegin des Nachtdienstes hatte Sie gleich darüber informiert, dass sich der Kollege, der eigentlich mit Ihnen Frühdienst hätte bei ihr mal wieder krankgemeldet hat. Sie sind genervt, weil Sie jetzt mal wieder alleine dastehen. Die Stationsleitung ist schon seit vier Wochen krank. Zwar haben Sie die Unterstützung durch den Schüler Ulrich und Ana, Ihre Freundin im Anerkennungsjahr, aber die Verantwortung und die Arbeit lastet mal wieder auf Ihren Schultern.

In der Übergabe berichtet Ihnen die Kollegin des Nachtdienstes nun, wie Frau Hagen, eine Neuaufnahme von gestern, heute Nacht ständig aufgestanden ist und sie in den Wahnsinn getrieben hat. Die Patientin musste angeblich ständig auf die Toilette. Dann lief sie so langsam, dass sie es nicht schaffte und einfach unterwegs schon pinkelte. Ständig wollte Sie dann eine frische Unterhose. Die Windeln, die die Kollegin ihr dann anzog, hätte sie einfach immer ausgezogen, obwohl ihr gesagt wurde, dass Sie jetzt da rein pinkeln kann.

Hinzu kam noch, dass sich die Bettnachbarin, eine Privatpatientin für die gerade keine Einzelzimmer frei war, ständig über die Unruhe beschwert hätte.

Nach dem Bericht fragen Sie die Kollegin, warum sie sich den ganzen Stress angetan hat und der Patientin nicht einfach einen Blasendauerkatheter (BDK) gelegt hat. Sie beschließen, dass der Patientin jetzt erstmal ein BDK gelegt wird, weil Sie keine Zeit haben, ständig mit der Patientin auf die Toilette zu gehen. Eigentlich können Sie das gleich mal an den neunmalklugen Schüler Ulrich delegieren. Der beschwert sich eh ständig darüber, dass er zu wenig angeleitet wird. Dann können Sie sich erstmal die Beschwerde der Patientin Frau Lechner anhören, aber ein Einzelzimmer können Sie ihr trotzdem nicht herzaubern.

6.7   Marius Hagen (Sohn der Patientin)

 Gestern Mittag brachten Sie Ihre Mutter ins Kreisklinikum Nord, da bei ihr eine Verschattung der Lunge durch eine Bronchoskopie abgeklärt werden muss. Das Kreisklinikum ist das nächstgelegene Krankenhaus zu Ihrem Wohnort und es wurde Ihnen vom Hausarzt empfohlen, Ihre Mutter für die Bronchoskopie dort in die internistische Abteilung zu bringen. Sie haben kein gutes Gefühl bei dem Klinikum und schon gar nicht bei der internistischen Station 2, wo Ihre Mutter liegt. Nach dem letzten Aufenthalt dort wurde Ihre Mutter in einem sehr ungepflegten Zustand entlassen. Die Station wirkt veraltet und das Personal ist unfreundlich und nimmt sich keine Zeit für die Patienten. Aber Ihre Mutter braucht jemanden, der sich um sie kümmert, deshalb lebt sie ja schließlich bei Ihnen. Sie wiesen die Pflegefachkraft gestern beim Aufnahmegespräch deutlich auf die Einschränkungen ihrer Mutter hin und erklärten ihnen, wie Sie sie zu Hause pflegen. Gerade rief Ihre Mutter aus dem Krankenhaus an. Sie wirkte sehr verzweifelt, aber auch verwirrt. Ihr weinen ging Ihnen sehr nahe und sie ließ sich kaum beruhigen. Sie erzählte Ihnen, dass die Schwestern sehr ungehalten ihr gegenüber waren und es ihr sehr peinlich ist, dass sie es mehrfach nicht rechtzeitig auf die Toilette geschafft habe. Weiter erzählte Ihre Mutter, dass sie von ihrer Bettnachbarin angepöbelt wurde.

Das Telefonat mit ihr wirkte sehr verwirrend auf Sie. Verwirrte Momente sind Sie von Ihrer Mutter seit längerer Zeit gewohnt, da sie an einer Demenz leidet und häufig unklare Momente hat. Wegen der fortschreitenden Demenz wohnt Ihre Mutter auch seit sechs Monaten bei Ihnen und Ihrer Ehefrau. Das Zusammenleben ist seitdem sehr anstrengend, aber Sie versuchen alles, um es Ihrer Mutter so angenehm wie möglich zu machen und Ihre Lebensqualität zu erhalten. Ihre Mutter ist eine Frau, die viel Wert auf ihre Erscheinung und ihre Körperpflege gelegt hat. Deshalb hatten Sie sich auch in den letzten Wochen viele Gedanken darüber gemacht und darüber im Internet recherchiert, wie man der schlimmer werdenden Harninkontinenz Ihrer Mutter entgegenwirken kann. Unter Anderem sind Sie auch nachts mit ihr im Drei-Stunden-Takt auf die Toilette gegangen, um ihr keine Windel anziehen zu müssen. Ihre Arbeit trägt Früchte und Ihre Mutter blüht zu Hause auf. Sie haben Sorge, dass diese Mühe im Krankenhaus erneut nicht fortgesetzt wird und sie wieder abbaut und ihre Mobilität und eingeschränkte Kontinenz sich verschlechtert. Über die ganze Situation sind Sie erzürnt und es lässt Ihnen keine Ruhe, ob Ihre Mutter dort wirklich in guten Händen ist. Sie machen sich sofort auf ins Krankenhaus, die Arbeit muss jetzt warten. Sie wollen Ihre Mutter sehen und natürlich klären, was dort vorgefallen ist, dass Ihre Mutter am Telefon so außer sich war.

6.8 Monika Lechner (Bettnachbarin, Privatpatientin)

Gestern Abend wurden Sie wegen sehr starken Magenschmerzen mit dem Rettungswagen in das Kreisklinikum Nord eingeliefert und auf die internistische Station 2 aufgenommen. Über die Organisation des Krankenhauses und darüber, wie wenig man sich um Sie kümmert, sind sie schockiert und erzürnt. Das alles spiegelt wider, was Sie schon von vielen Bekannten über dieses Krankenhaus gehört haben. Völlig chaotisch und unorganisiert. Leider konnten Sie es sich nicht aussuchen, in welche Klinik der Rettungswagen Sie bringt. Sonst hätten Sie sich definitiv für eine andere Klinik entschieden.

Bei der Einlieferung in die Notaufnahme wurde Ihnen zwar gleich ein Schmerzmittel verabreicht, aber dieses konnte Ihre drückenden Schmerzen nur kurzweilig lindern. Der Assistenzarzt untersuchte Sie zwar auch gründlich, aber auf Ihre Nachfrage, wann denn endlich ein Oberarzt bzw. der Chefarzt zu Ihrem Fall hinzugezogen wird, wurde Ihnen keine genauere Antwort gegeben. Sie sind privat versichert und zwar erster Klasse. Dafür zahlen Sie monatlich viel Geld und möchten jetzt auch dementsprechend versorgt werden. Da ist es wohl möglich, einen erfahreneren und kompetenteren Arzt zu sprechen und auch von gutem, deutschsprachigem Personal versorgt zu werden.

Was Sie am aller meisten an der Gesamtsituation stört, ist der Umstand, dass Sie sich ein Zimmer mit einer anderen Patientin teilen müssen. Bei Ihrer Ankunft auf der Station wurde Ihnen erklärt, dass kein Einzelzimmer frei sei und man jetzt auch keines mehr organisieren könne – das geht ihnen gewaltig gegen den Strich. Die ganze Nacht über konnten Sie kein Auge zumachen, da Frau Hagen ständig aufgestanden ist und versucht hat, alleine auf die Toilette zu gehen. Sie mussten immer wieder nach der Nachtschwester klingeln, weil Frau Hagen meist schon auf dem Weg zur Toilette uriniert hatte. Sie finden das unhygienisch und ekelhaft. Über diese Missstände haben Sie sich daher auch schon mehrmals bei der Schwester beschwert. Diese Situation ist für Sie untragbar und Sie werden heute alles dafür tun, dass Ihnen ein Einzelzimmer zugewiesen wird. Sie hoffen, dass heute eine Vorgesetzte der Schwestern da ist, bei der Sie Ihre Kritik anbringen können. Andernfalls müssen Sie sich etwas anderes einfallen lassen…! So kann das nicht gehen. Nicht mit Ihnen!

6.9 Ulrich Ebner (Schüler 3. Ausbildungsjahr)

Sie machen Ihre Ausbildung zum Gesundheits- und Krankenpfleger am Kreisklinikum Nord, befinden sich am Ende Ihres dritten Ausbildungsjahres und stehen kurz vor den schriftlichen Abschlussprüfungen. Ihren letzten praktischen Einsatz absolvieren Sie momentan auf der internistischen Station 2 und haben dort vor zwei Wochen auch Ihre praktische Abschlussprüfung mit Bravour gemeistert. Sie sind froh, wenn die Ausbildung beendet und vor allem der Einsatz auf der Station vorbei ist. Viele Arbeitsweisen der Pflegekräfte der Klinik, und vor allem der Station, sind veraltet. Auch haben Sie das Gefühl, dass die meisten Kollegen sich wenig mit neuen wissenschaftlichen Erkenntnissen in der Pflege auseinandersetzen oder sich dafür interessieren. Das stört Sie sehr, da dadurch die Patienten benachteiligt werden. Gerne würden Sie das mal ansprechen oder was daran ändern. Aber naja, nicht mehr lange und Sie können Ihren Job in der Uniklinik in Ihrer Heimatstadt antreten. Im Bewerbungsgespräch wurde Ihnen dort ein hochmodernes Arbeitsumfeld mit der Umsetzung neuester Erkenntnisse versprochen. Am Kreisklinikum Nord und in dieser Gegend hält Sie nichts mehr.

Sie kommen heute zu Ihrem ersten Frühdienst nach fünf Tagen frei auf die Station 2. In der Übergabe wird Ihnen nun von der Kollegin des Nachtdienstes berichtet, dass Frau Hagen heute Nacht ständig aufgestanden sei und sie damit in den Wahnsinn getrieben habe. Die Patientin hätte behauptet, dass sie angeblich ständig auf Toilette müsse. Dann lief sie so langsam, dass sie es nicht schaffte und einfach unterwegs schon pinkelte. Ständig wollte Sie dann frische Unterhosen. Die Windeln hatte sie einfach immer ausgezogen, obwohl Ihr gesagt wurde, dass Sie jetzt da rein pinkeln könne. Noch hinzu kam, dass sich die Bettnachbarin ständig über die Unruhe beschwert habe. Die stellvertretende Stationsleitung und Ana, die Kollegin, die hier auf der Station ihr Anerkennungsjahr macht, die beide heute mit Ihnen Frühdienst haben sind sich ziemlich einig, dass der Patientin ein Blasenkatheter gelegt werden muss. Dies können Sie nicht nachvollziehen. Das widerspricht völlig dem Expertenstandard. Innerhalb Ihrer Examensvorbereitungen haben Sie sich erst vor Kurzem mit dem Expertenstandard zur Förderung der Harnkontinenz auseinandergesetzt und die Anlage eines BDK sollte da definitiv kritischer hinterfragt werden. Das werden Sie auch tun. Sie sind sauer, weil man so nicht mit Patienten umgehen kann. Eine Pflegefachkraft in einer Leitungsposition müsste doch sowas besser wissen. Und dann verlangt diese auch noch, dass Sie der Patientin den Blasenkatheter legen.

Sie überlegen, wie Sie diese Maßnahme abwenden können und wie Sie weiter vorgehen, da für Sie klar ist, dass Sie diesmal nicht klein beigeben werden. Ihre Prüfung auf der Station ist schon vorbei, Sie haben nichts zu verlieren.

6.10 Besonderheiten

Um bei eventuellen Schwierigkeiten der Lernenden in Bezug auf die Strategienplanung und die Anpassung eingreifen zu können sowie Handlungsoptionen zu generieren, erstellten die Studierenden im Vorhinein sogenannte *Spielleiterein-*

würfe. Diese wurden bei Bedarf von den Spielleitungen eingesetzt und brachten eine neue Dynamik ins Spiel. Jedoch ist darauf zu achten, dass dieses »einmischen« in den Spielverlauf nicht zu früh vorgenommen wird. Dies benötigt Erfahrung in der Methodik und eine genaue Beobachtung der Situation und aktuellen Ausgestaltung der Spielphase. Im Folgenden sind beispielhaft mögliche Spielleitereinwürfe bzw. Ereigniskarten aufgeführt.

Ereigniskarten

Ereigniskarte # 1: Verwarnung vom Krankenhaus

Dem Angehörigen wird vom Krankenhaus eine Verwarnung ausgesprochen. Er stört den Behandlungsvertrag, den er zuvor unterschrieben hat.
(Erteilt von der Stationsleitung, in gemeinsamer Absprache mit der Pflegedienstleitung)

Ereigniskarte # 2: Streitgespräch zwischen der Bettnachbarin und dem Angehörigen

Die Bettnachbarin könnte sich respektvoller gegenüber einer kranken Mitpatientin verhalten. Als Gegenthese steht das Recht der Bettnachbarin auf ein Einzelzimmer. Hier tut sich ein großer Konflikt auf.

Ereigniskarte # 3: Beschwerde über Missachtung der Delegation von Vorgesetzten

Wegen Missachtung einer Delegation beschwert sich die Stationsleitung bei der Pflegedirektion über das Verhalten des Schülers. Frau Lang fordert ein gemeinsames Gespräch mit der Pflegedienstleitung und dem Schüler ein.
(Erteilt von Stationsleitung)

Ereigniskarte # 4: Beschwerde über die Stationsleitung der Station 2

Schüler Ulrich Ebner beschwert sich bei der Pflegedienstleitung über das fehlende wissenschaftliche Arbeiten aus aktuellen Anlässen.
(Erteilt vom Schüler, drittes Ausbildungsjahr)

Ereigniskarte # 5: Beschwerde über chaotische Zustände auf der Station 2

Die Bettnachbarin und der Angehörige der Patientin beschweren sich gemeinsam über die Zustände auf der Station 2. Sie fordern ein Gespräch zwischen der Stationsleitung, der Pflegedienstleitung und ihnen beiden.
(Erteilt von der Bettnachbarin und dem Angehörigen der Patientin)

Ereigniskarte # 6: Dreiecksgespräch

Die Pflegedienstleitung lädt den Schüler im dritten Ausbildungsjahr, die Schwester im Anerkennungsjahr und die stellvertretende Leitung der Station 2 zum Gespräch vor. Grund des Gesprächs ist der zuvor veröffentlichte Zeitungsartikel des Angehörigen einer Patientin. Auf Grund dieser Basis soll im Gespräch herausgefunden werden, warum auf der Station 2 eine derartige Situation vorzufinden ist. Das wissenschaftliche Arbeiten muss in jedem Fall gewährleistet werden. Die Pflegedienstleitung weiß über den momentanen Personalschlüssel Bescheid. Jedoch darf nicht auf Grund von fehlendem Personal schädlich gehandelt werden. Das muss abgeklärt sein.
(Erteilt von den Spielleitungen in Vertretung für die Pflegedienstleitungen)

Ereigniskarte # 7: Zeitungsartikel

Der Sohn, freiberuflicher Journalist, veröffentlicht einen Artikel über die prekären Zustände im Klinikum. Je nach Workload, können hier nun die Lernenden diesen erstellen oder aber im Vorhinein die Lehrenden.

 # 6.11 Stolpersteine und Herausforderungen

Als hilfreich in der Konstruktion und Vorbereitung eines Planspiels gelten folgende Fragen zur Berücksichtigung:

Ist die präsentierte Situation praxisnah, realistisch und polyperspektivisch angelegt?
Werden die Probleme von den Schülern als für sie bedeutsam und zugänglich, als nah an ihrer alltäglichen Erfahrungswelt, als zur Identifikation einladend erfahren?

Motiviert der Fall durch einen Konflikt, eine Störung? Ist er anregend und interessant formuliert?
Steht der Fall exemplarisch für ähnliche Probleme und Situationen?
Ist er auf wissenschaftliche Erkenntnis angelegt? (Pätzold 2003)

Durch die Über- oder Fehleinschätzung der Zielbestimmung lassen sich aber auch Grenzen der Methode Planspiel aufzeigen. Zwar wird die Kommunikationskompetenz gestärkt, durch sprachliche Defizite kann aber der Inhalt falsch wiedergegeben werden. Die Wahrnehmung der von Situationen mit Sprachhandlungen durch Lernende mit sprachlichen Defiziten kann verengt oder einseitig stattfinden, weil deren Wortschatz nicht ausreicht. Durch den Wunsch der Teilnehmer, den Rollenerwartungen entsprechen zu wollen, wird die Frustrationstoleranz nicht gestärkt, sie wird umgangen. Das Stärken von empathischen Fähigkeiten kann durch zu geringe Wahrnehmung der Emotionen anderer Lernender zu Schwierigkeiten im Planspiel führen.

Dass Rollenbilder und die daran geknüpften Erwartungen erfüllt werden wollen, sollte im Spiel umgangen werden, denn dadurch unterdrücken die Spieler ihre Meinung beziehungsweise die Meinung der anderen findet keinen Platz im Spiel.

Weitere Schwierigkeiten können zum Beispiel in einer mangelnden Vorstellungskraft der Spieler liegen, ihre Rolle zu entwickeln. Eine fehlende Rollendistanz und ein zu enger Realitätsbezug hemmen die Kreativität. Auch werden häufig Klischeevorstellungen mit der Realität verwechselt oder es werden Wechselwirkungen nicht wahrgenommen.

Zuletzt soll der Blick auf die Schwierigkeiten bei den Lernenden in Bezug auf die Gruppendynamik gerichtet werden. Bei nicht anerkannten Bindungen zwischen Lehrenden und Lernenden wird die Gruppenstärke häufig überschätzt. Gruppennormen können dazu führen, dass sich Lernende unterwerfen und dem Spielgeschehen anpassen. Dazu kann beispielsweise eine Konfliktvermeidungshaltung in der Gruppe gehören. Es könnten aber auch ein Konkurrenzdruck oder auch ein Gruppenzwang in der Gruppe herrschen, welche gegenüber dem Spiel dominierend sind. Das Planspiel als offene Lernsituation fördert die angesprochenen Gruppenprozesse maßgeblich (Herold 2013).

Für die Lehrenden gilt es zu beachten, dass jede vermeintlich noch so kleine Rolle eine emotionale Wirkung besitzt, denn neben der kognitiven Ebene wird eben direkt und auch indirekt stets die affektive angesprochen. Dabei trägt sie einen elementaren Teil zur Findung von Problemlösungen bei. Jede komplexe und interaktive Handlung hat einen emotionalen Anstoß. Ohne diesen würde keine Aktion zustande kommen. Der affektive Teil sollte nicht als Störung wahrgenommen werden, sondern als untrennbarer und zentraler Baustein.

Der Lehrende gilt als größte Schwierigkeit bei der beschriebenen Methode. Häufig ist es die Angst vor dem Kontrollverlust in einer Situation, die Unsicherheiten auslöst. Um Sicherheit zu gewinnen, sollte der Lehrende nachfolgende Punkte beachten:

Zum einen sollte der Lehrende selbst erfahren haben, wie lerneffektiv und nachhaltig Planspiele sind. Durch eine gute pädagogische und psychologische Ausbildung müssen zudem pathologische Entwicklungen im Gruppenprozess frühzeitig erkannt werden. Der Spielleiter sollte außerdem eine fundierte Fachkompetenz im Bereich der Pädagogik aufweisen können. Am Beispiel der Gesundheits- und Krankenpflegeausbildung sollte der Lehrende eine Beratungssituation selbst kennen, um adäquat reagieren zu können. Humor stellt einen wichtigen Punkt dar. Der Lehrende muss auch bereit und in der Lage sein, sich selbst in Frage zu stellen. Die Schule beziehungsweise Bildungseinrichtung sollte die Lehr- und Lernform kennen und trotz ihrer »Störungsanfälligkeit« unterstützen. Außerdem sollte die Methodenkompetenz des Lehrenden die Grundtechniken und im besten Fall eine entsprechende Ausbildung im Bereich des Psychodramas, Theaterpädagogik, Forumstheater oder ähnliches beinhalten (Schaller 2006).

Abschließend lässt sich sagen, dass mit der Methode Planspiel den Lernenden ein Pertubationen-Lernfeld zur Verfügung gestellt wird, welches Grenzen hat und Schwierigkeiten mit sich bringt (Schaller 2006). Sich mit diesen auseinanderzusetzen und sie zu kennen, ist der erste Schritt, ihnen entgegen zu wirken und die Methode Planspiel erfolgreich anzuwenden.

6.12   Fazit

In der Evaluation der Methode fiel auf, dass die Schülerinnen und Schüler intuitiv rückmeldeten, dass die gewählte Methode zunächst einmal Spaß gemacht hätte. Lernen fällt dann leicht, wenn die Motivation stimmt, somit sollte ein wesentliches Ziel von Pädagogen und Pädagoginnen darin liegen, Spaß beim Lernen zu vermitteln (Schlag 2009). Im weiteren Sinne lässt sich das Planspiel als Möglichkeit zur Verbesserung der eigenen Handlungsfähigkeit einsetzen. Genauer betrachtet gibt es den Teilnehmenden die Möglichkeit, Sozialkompetenzen zu trainieren und zu reflektieren. Aber auch Kommunikationskompetenzen werden geschult. Die Lernenden erhalten Fähigkeiten und Fertigkeiten im Umgang mit herausfordernden Lebenssituationen und können diese mimisch und sprachlich ausdrücken. In der Gestaltung der Rolle und einem flexiblen Umgang im Spiel zeigt der Spielende seine Sozialkompetenz (Broich 1999). Eine eindeutige Festlegung der Verwendungsbereiche von Planspielen lässt sich nicht konstatieren.

Die Lernziel-Taxonomie nach Bloom besitzt einen deskriptiven Inhalt. Für die Anwendung des Planspiels ist das Teo(Taxonomy of educational objects)-Modell mit Vorsicht zu gebrauchen. Bei ungeübten Spielleitern kann das Teo-Modell technokratische Abläufe fördern. Die Handlungsfähigkeit des Lehrenden, auf die gegebene Situation einzugehen, hat aber Priorität. Die Lernziele sollten deshalb nur zur groben Strukturierung des Spielgeschehens dienen. Beim weiteren Verlauf sollte der Spielleiter Flexibilität zeigen und Zielvariationen zulassen (Broich 1999).

In der Taxonomie von Bloom bleibend, sollen nun einige Beispiele für Lernzielformulierungen der verschiedenen Kategorien genannt werden:

Im Bereich der kognitiven Lernzielvermittlung kann das »Verstehen von Theorien«, »Arbeitsabläufe erkennen« und »Handlungsstrategien entwickeln« genannt werden. Bei der affektiven Zielsetzung wird beispielhaft »Einführung in fremde Rollen und Situationen«, »Toleranz und Kreativität fördern« und »Verbesserung des Wohlbefindens« angeführt. »Adäquates Rollenverhalten«, »Selbstsicherheitstraining« und »Kommunikationstraining (Aktives Zuhören, Interviews, Beratungsgespräche, Konfrontationsgespräche etc.)« sind Ziele auf der psychosozialen Ebene. Dabei soll aufgezeigt werden, wie groß und weitgefächert die Einsatzmöglichkeiten der Methode sind. Die Überlegung, ob Thema, Ziel und Methode interdependent zueinanderstehen, sollte die Basis bei der Auswahl der Methode bilden.

In dem Prozess, der von den Lernenden gesteuert wird, hat der Lehrende nur bedingt Einfluss auf die Ziele. Das Ergebnis wird von den Teilnehmern bestimmt. Durch den hohen Grad an Selbsttätigkeit der Lernenden kommt es zu Kontrollverlust auf Seite des Lehrenden. Diesem scheinbaren Manko ist es wohl auch zuzusprechen, dass die Methode nur sparsam eingesetzt wird. Entscheidend ist, dass der Lehrende sich dessen bewusst ist und auf mögliche Schwierigkeiten adäquat reagiert (Schaller 2006). Kemser beschreibt, dass ein Planspiel sein Ziel erreicht hat, wenn Erfahrungen und Erkenntnisse gewonnen werden und die Inhalte in das praktische Arbeitsfeld der Lernenden übertragen werden können (Kemser 2002).

Anhand des durchgeführten Planspieles erlebten die Lernenden die Nähe der entwickelten Rollen als positiv. So schienen sie zunächst Aufgaben und Verantwortungsbereiche aller involvierten Rollen zu kennen und konnten dadurch eine Strategie des eigenen Vorgehens aufbauen. Da in der Bedingungsanalyse auffallend war, dass viele Lernende Deutsch als Fremdsprache haben, wurde hier ein besonderes Augenmerk darauf gerichtet. Die Lernenden wurden in ihren Rollen teilweise provokant damit konfrontiert. Eine Handlung entstand dabei nur bei einzelnen Gruppen. Es scheint, als seien die Lernenden eine Auseinandersetzung im Arbeitsalltag damit gewöhnt, sodass, anders als erwartet, hier keine Problemauseinandersetzung entstand. Weiterhin beschrieben die Lernenden sehr eindringlich die Ohnmacht, die sie teilweise in den einzelnen Rollen verspürten.

Die Methode Planspiel kann vor dem Hintergrund der didaktischen Potenziale als ein kompetenzbildendes Lehr- und Lernformat betrachtet werden. Die Methodik bietet die Möglichkeit zu selbstorientiertem, individuellem und interaktivem Lernen, und kann einen nachhaltigen Beitrag zu eigenständigem gesellschaftlichen Handeln leisten (Engartner 2015). Es findet nicht nur ein Erwerb kognitiver Fähigkeiten, sondern explizit auch von Sozial-, kommunikativen und strategischen Kompetenzen statt (Engartner et al. 2015). Sahmel beschreibt, dass es bei Planspielen neben dem »in eine Rolle schlüpfen« vor allem um »strategisches Denken, Planen und Entscheiden, um Problemanalysen, Argumentationen und angemessene Kommunikation innerhalb der vorgegebenen, aber (mit-) gestaltbaren politisch-ökonomischen und institutionellen Rahmenbedingungen« geht (Sahmel 2015, S. 195).

Planspiele sind somit in allen Sektoren sowohl der schulischen und akademischen als auch beruflichen Bildung anwendbar. Gerade in Bezug auf die Akademisierung der Pflegeberufe und der generalistischen Ausbildung und den aus den angebotenen dualen Studiengängen resultierenden heterogenen Berufsfachschulklassen, bietet sich die Methode Planspiel an, um zum Beispiel unterschiedliche Berufsbilder innerhalb der Profession aufzuzeigen und diese als Rollen in das Spiel individuell einzubauen.

Als grundlegend, um Kompetenzziele bilden zu können, ist allerdings eine gewissenhafte Vor- sowie auch Nachbereitung der Spielphase anzusehen. Ebenso wichtig ist eine adressatengerechte Konzipierung des Szenarios, eine professionelle Anleitung durch Lehrende sowie eine sinnvolle Einbettung in den Lehrplan.

Kritischere Stimmen verweisen dagegen auf offensichtliche Nachteile der Methode Planspiel, wie den überdurchschnittlichen Zeit- und Organisationsaufwand. Weiterhin wird beschrieben, das unklar sei, welche Aspekte im Planspiel konkret wirksam sind (Kriz 2011): So wird beschrieben, dass Lernende in Planspielen zumeist Rollen einnehmen, die ihnen fremd sind und damit – statt sie zu motivieren – eher zur Desillusionierung und Entfremdung beitragen (Engartner et al. 2015). Auch der zeitliche Faktor zur Problemlösung findet Erwähnung. So wird befürchtet, dass durch die Fokussierung auf exemplarische Problemsituationen falsche Erwartungen in Bezug auf die Lösungsfähigkeit gesetzt würden. Im Hinblick darauf ist eine Vor- und Nachbereitung auf zu kurz kommende systemische Aspekte wie Macht und Interessenkonflikte essentiell (Engartner et al. 2015).

Literatur

Bayrisches Staatsministerium für Unterricht und Kultus (2005) Lehrplanrichtlinien für die Berufsfachschule für Krankenpflege und für Kinderkrankenpflege (https://www.isb. bayern.de/download/8924/lpr_oktober_2005.pdf, Zugriff am 17.01.2019)

Berufsfachschule für Krankenpflege am Klinikum Landkreis Erding (o. J.) Modellversuch Modularisierung des Curriculums, internes Curriculum

Bundesministerium für Gesundheit und Bundesministerium für Familie, Senioren, Frauen und Jugend (2016) Eckpunkte für eine Ausbildung- und Prüfungsverordnung zum Entwurf des Pflegeberufegesetz. (http://www.bundesgesundheitsministerium.de/fileadmin/ Dateien/3_Downloads/P/Pflegeberuf/Eckpunkte_APrVO.pdf, Zugriff am 04.01.19)

Broich J (1999) Rollenspiele. Praxis. Köln: Maternus

Brüning L (2012) Professionalisierung durch schüleraktivierendes Lehren und Kooperatives Lernen, PADUA 7(1), S. 4–7

Darmann-Finck I (2010) Eckpunkte einer interaktionistischen Pflegedidaktik. In: Ertl-Schmuck Foth (Hrsg): Theorien und Modelle der Pflegedidaktik: Eine Einführung. Weinheim: Juventa

Engartner T, Siewert M, Meßner M, Borchert C (2015) Politische Partizipation »spielend« fördern? Charakteristika von Planspielen als didaktisch. Methodische Arrangements handlungsorientierten Lernens, Zeitschrift für Politikwissenschaft 25(2), S. 189–217

Falk J, Kerres A (2006) Lernfelder in der Pflegeausbildung. Leitfaden zur handlungsorientierten Unterrichtsgestaltung. München: Juventa

Herold C, Herold M (2013) Selbstorganisiertes Lernen in Schule und Beruf. Gestaltung wirksamer und nachhaltiger Lernumgebungen. Weinheim: Beltz

Herz D, Blätte A (2000) Simulation und Planspiel in den Sozialwissenschaften. Eine Bestandsaufnahme der internationalen Diskussion. Münster: LIT- Verlag

ISB (2012) Konzept zum Schulversuch »Generalistische Pflegeausbildung mit beruflichem Schwerpunkt« in Bayern. (http://www.isb.bayern.de/download/15213/konzept_gen_pfle geausb._homepage_2012_04_02.pdf, Zugriff am 04.01.2019)

Kemser J (2002) Das Planspiel als strategische Simulation, PflegeImpuls 7, S. 146–150

Kriz W (2000) Lernziel Systemkompetenz. Planspiele als Trainingsmethode. Göttingen: Vandenhoeck& Ruprecht

Kriz W (2011) Qualitätskriterien von Planspielanwendungen, in: Sebastian Schwägele B Zürn F Trautwein (Hrsg.), Planspiele – Qualität und Innovation. Norderstedt: Books on Demand. S. 11–38

Meier C, Seufert S (2003) Game-based learning: Erfahrungen mit und Perspektiven für digitale Lernspiel in der beruflichen Bildung; Handbuch e-learning (https://www.alexandria. unisg.ch/34404/7/MeierSeufert%20Lernspiele%20Handbuch%20eL%202003%20scan.pdf, Zugriff am 04.01.2019)

Pätzold G (2003) Dortmunder Beiträge zur Pädagogik. Lernfelder-Lernortkooperation. Neugestaltung beruflicher Bildung. (https://www.pedocs.de/volltexte/2010/1895/pdf/Paetzold _Lernfelder_D_A.pdf (Zugriff am 04.01.2019)

Reich K (Hrsg.) (2012) Planspiel. (http://methodenpool.uni-koeln.de, Zugriff am 04.01. 2019)

Sahmel K (2015) Lehrbuch Kritische Pflegepädagogik. Hogrefe Verlag

Schaller R (2006) Das große Rollenspiel- Buch. Grundtechniken, Anwendungsformen, Praxisbeispiele. Weinheim: Beltz Verlag

Schlag B (2009) Lern und Leistungsmotivation. Wiesbaden: Verlag für Sozialwissenschaften

Wagner F (2014) Einführung und Zusammenfassung. In: Deutscher Berufsverband für Pflegeberufe (Hrsg.): Generalistische Ausbildung in der Pflege. (http://www.dbfk.de/media/ docs/download/Allgemein/Generalistische-Ausbildung-in-der-Pflege_2014.pdf, Zugriff am 04.01.2019)

Ziebell A, Bader A, Roth S (2019) Planspiel an der Berufsfachschule für Gesundheits- und Krankenpflege in xxx. Unveröffentlichte Ausarbeitung. München: Katholische Stiftungshochschule München

7   Planspiel: »Stress lass nach«

Unter Mitarbeit von S. Micucci, S. van der Linden-Craig,
N. Schmid & A. Zuber

7.1   Ausgangssituation

Die Ausgangsüberlegung der Einrichtung hinsichtlich dieser Thematik bestand darin, dass die Lernenden im zweiten Ausbildungsjahr oftmals in ein »Motivationsloch« geraten. Erwartungen, Anforderungen sowie die Selbsteinschätzung der Leistung enden oftmals in einem Dilemma von Überforderung und Unzufriedenheit. Ebenso spielt die aktuelle Gesundheits- und Pflegepolitik, wie z. B. der Fachkräftemangel, eine Rolle in dieser Phase. Neben diesen Thematiken sollte ebenso die latente Problematik des Mobbings aufgegriffen werden.

7.2   Lernfeld

Die grundlegende Thematik konnte durch die Festlegung mittels des Lernfeldes 3 (Pflegewissenschaft/Berufskunde: Berufliche Anforderungen bewältigen) und den Vorgaben der Einrichtung eingegrenzt werden. Durch die Einsicht der Zielformulierung in den Lehrrichtlinien der Gesundheits- und Krankenpflege und Kinderkrankenpflege erschien dies für das Planspiel als prädestiniert. Das vorgegebene Lernfeld beinhaltet unter anderem das Erkennen von berufsspezifischen Konflikt- und Belastungssituationen sowie die Analyse der Kommunikation und eine systematische Reflexion. Diese Thematiken unterstützten die Konzeption und Anwendung des Planspiels in diesem Lernfeld (Bayerisches Staatsministerium für Unterricht und Kultus 2005).

Thema des Planspiels

Überforderung durch Stress-, Konflikt- und Belastungssituationen (im Team) professionell bewältigen.

7.3   Bedingungsanalyse

112

Die Lernenden sind alle Auszubildende im Bereich der Gesundheits- und Krankenpflege im 2. Ausbildungsjahr. Als sehr positiv und hilfreich erwies sich die erste Begegnung mit den Auszubildenden. In den ersten vier Unterrichtseinheiten konnten zum einen die Grundlagen eines Planspiels mittels eines »Probeplanspiels« vermittelt werden und zum anderen fand ein gegenseitiges Kennenlernen statt. Als sehr effektiv erwies sich dafür die »Vier-Ecken-Methode« (Gugel 2011, S.46) für die Erhebung der Bedingungsanalyse. Dabei konnte ermittelt werden, dass die meisten Lernenden im Alter von ca. 25 Jahren sind. Die jüngste Person ist 18 Jahre und die Älteste 38 Jahre alt. Alle Lernenden sehen bisher diese Ausbildung als sehr wichtig in ihrem Lebenslauf an. Ein Großteil der Lernenden absolvierte bereits zuvor ein Studium oder eine Ausbildung, welches auch am Altersdurchschnitt gut zu erkennen ist. Keiner der Auszubildenden hatte zuvor Kenntnisse von oder Kontakt mit der Methode eines Planspiels. Jedoch äußerten die Lernenden eine überwiegend hohe Motivation gegenüber neuen spielerischen Lernmethoden, was bereits beim »Probeplanspiel« deutlich zu erkennen war. Innerhalb der Lernenden herrschte ein freundschaftliches Verhältnis ohne erkennbare zwischenmenschliche Probleme. Außerdem nutzen die Studierenden diesen Tag, um die Einrichtung mit ihren Räumlichkeiten näher kennenzulernen.

Für das Planspiel wurde ein Unterrichtstag eingeplant mit acht Unterrichtseinheiten mit jeweils 45 Minuten. Diese wurden individuell mit Pausen versehen. Für die Absprachen innerhalb der vier Gruppen stand jeweils ein Besprechungsraum zur Verfügung. In der Schule befand sich noch eine weitere Klasse, welche aktuell einen Theorieblock hatte. Deshalb wurden alle Besprechungszimmer mit einem Schild: »Planspiel – Bitte jetzt nicht stören« versehen. Dies sollte zu keinerlei Störungsphasen während der Strategieplanung und den Gesprächen führen. Das Klassenzimmer der Lernenden wurde als Raum für die Begegnungen verwendet und für die nachfolgende Reflexion. Durch die Größe des Klassenzimmers war es möglich, in einer kleinen Ecke Requisiten aufzubauen und je nach Begegnung umzustellen. Die zeitliche Planung für jede Begegnung betrug ca. 10 Minuten.

Durch die Klassengröße von 13 Lernenden wählten die Studierenden vier Rollen im Planspiel aus. Dies ergab drei Dreiergruppen und eine Vierergruppe. Auch rückblickend war dies eine angemessene Gruppengröße. Die Studierenden, welche sich im siebten Semester des Pflegepädagogikstudiums befanden, hatten vor dem Modul selbst keinerlei Erfahrungen mit der Methode Planspiel. Die Entwicklung dieses Planspiels war ebenso eine erstmalige Erfahrung. Im Rahmen der Vorlesung konnten die Studierenden durch ein Planspiel der Dozentinnen erste Erfahrungen sammeln. Auf diesen Erfahrungen wurde dann mit Hilfe einer Literaturrecherche das weitere Prozedere geplant. Eine Betreuung und Beratung bei schwierigen Herausforderungen war durch die Professoren jederzeit gegeben.

7.4 Szenario

Für das Gelingen eines Planspiels wird die (berufliche) Lebenswelt der Spielenden in den Mittelpunkt gestellt. Der Darstellung eines realistischen Problems und der Identifizierung mit den jeweiligen Rollen wird ein hoher Stellenwert beigemessen. Um diesen Anforderungen gerecht zu werden, wurden die Lernenden am Tag des Kennenlernens nach ihren Erfahrungen hinsichtlich des Themas befragt. Für die Befragten wurde folgende schriftliche Aufforderung formuliert:

> Denken Sie bitte an eine Situation aus Ihrer Pflegepraxis, die mit dem Thema Stress-, Konflikt- und/oder Belastungssituationen in einem Team zu tun hatte und die Sie nachhaltig negativ beeindruckt hat.
>
> Es sind unterschiedlichste Situationen denkbar, nachfolgend einige Anregungen:
>
> Es kann sich beispielsweise um Situationen handeln, in welchen Sie als Pflegeschüler/-in in einen Konflikt zwischen den beruflichen und persönlichen Anforderungen gelangt sind.
>
> Vielleicht haben Sie aber auch Situationen erlebt, in denen Menschen seelisch verletzt worden sind (z. B. Patienten, Kollegen oder Angehörige) …
>
> … oder Sie haben Situationen in einem interdisziplinären Team (pflegerisches Personal, ärztliches Personal, Physiotherapie etc.) erlebt, die durch zu hohe Belastungen in Konfliktsituationen geendet sind.
>
> Vergegenwärtigen Sie sich diese Situation bitte noch einmal so, wie sie stattgefunden hat, und beschreiben Sie diese schriftlich in Ihren eigenen Worten. Beachten Sie dabei insbesondere, was Sie in dieser Situation gedacht und gefühlt haben.

Bei der Systematisierung und Auswertung der Narrativa im ersten Schritt, zeigte sich unmittelbar das Potential der geschilderten Situationen für das Konzipieren des Planspiels innerhalb des vorgegebenen Themas. Auszüge aus den Situationsbeschreibungen der Lernenden waren unter anderem, dass aufgrund von Personalmangel die Auszubildenden aushelfen und teilweise die Verantwortung über bestimmte Tätigkeiten tragen müssen. Des Weiteren erhalten Schüler und Schülerinnen Aufgaben (Befehle), welche noch nicht theoretisch erlernt wurden und fühlen sich dabei überfordert. Auch der nachfolgende Druck, dass solche Situationen sich im Beurteilungsbogen widerspiegeln, wird deutlich wiedergegeben. Ein ebenso negativer Eindruck zeigt sich durch den überwiegend hierarchischen Umgang und einer bestimmenden Tätigkeitsverteilung in den Gesundheitseinrichtungen.

Im nächsten Schritt wurden, basierend auf der Analyse der Situationsbeschreibungen der Lernenden, anhand der heuristischen Matrix die Schlüsselprobleme erfasst (Lüftl 2018). Anschließend konnten das Hauptszenario sowie die jeweiligen Rollen verfasst werden.

Das Szenario wurde folgendermaßen in zwei Tage aufgeteilt:

Tag 1 – Montagmorgen. Setting: stationäres Krankenhaus.

Die Pflegeschülerin Sophie Neulinger, welche sich im zweiten Lehrjahr befindet, hat am Tag zuvor im Frühdienst auf der internistischen Station ausgeholfen. Ihr eigentlicher Einsatzort ist die chirurgische Station. Sie trägt die Verantwortung über einen Stationsbereich. Keine Anwesenheit einer Pflegefachperson.

Tag 2 – Dienstagmorgen. Setting: stationäres Krankenhaus.

Die Pflegeschülerin Sophie Neulinger erhält einen Praxisbesuch aus ihrer Berufsfachschule für Gesundheits- und Krankheitslehre von dem zuständigen Lehrer Max Walther.

Rollenprofile

Dieses Planspiel sieht vier Rollen vor:

- Sophie Neulinger, Pflegeschülerin im 2. Ausbildungsjahr
- Barbara Clement, Stationsleitung und Praxisanleiterin der Chirurgie
- Max Walther, Lehrkraft Berufsfachschule Gesundheits- und Krankenpflege
- Petra Maier, Pflegefachfrau und Praxisanleiterin der Chirurgie

7.5 Rollenbeschreibung: Pflegeschülerin Sophie Neulinger

Sie sind Pflegeschülerin im zweiten Ausbildungsjahr und auf dem Weg zum Frühdienst. Der tägliche Gang zum Krankenhaus verläuft über eine Hauptstraße und ein paar verlassene Trampelpfade. Eigentlich ein unbeschwerter Weg, doch die Müdigkeit und die Erschöpfung der fünf Frühdienste in Folge lassen Ihnen den Fußmarsch durch die kalte und neblige Landschaft anstrengend erscheinen. Auf dem Weg gehen Ihnen noch einige Gedanken bezüglich der gestrigen Frühschicht am Sonntag durch den Kopf: Der Dienst ist Ihnen in guter Erinnerung geblieben. Zum ersten Mal hatten Sie die Verantwortung über einen Bereich, da Sie aufgrund von Personalmangel auf der Inneren Station ausgeholfen haben. Ihr eigentlicher Einsatz ist aktuell auf der Chirurgie. Sie haben sich sehr gefreut über das Vertrauen, welches Ihnen entgegengebracht wurde und dass Sie die Erwartungen auch erfüllen konnten. Zwar haben Sie keine ausführliche Übergabe erhalten und mit der Aussage: »Fang einfach mal an zu waschen!« hatten Sie auch so Ihre Probleme. Allerdings hätten Sie sich auch nicht getraut, die Ihnen übertragenen Aufgaben abzulehnen, da Sie in letzter Zeit mit einigen Kollegen der chirurgischen Station Meinungsverschiedenheiten hatten. Insbesondere mit Pflegefachfrau Petra Maier, welche Ihnen schon vermehrt zu verstehen gab, dass Sie nicht in der Position sind, Aufträge abzulehnen. Auch wenn Sie Ihrer Meinung nach im zweiten Ausbildungsjahr noch nicht die Kompetenzen besitzen, alle Aufgaben einer Fachkraft auszuführen. Nur gut, dass alles geklappt hat und Sie mit einem guten Gefühl nach Hause gehen konnten, insbesondere da Sie morgen einen Praxisbesuch von ihrem Lehrer Herrn Walther bekommen.

Pünktlich im Krankenhaus angekommen und fertig umgezogen auf Ihrer Station, werden Sie direkt zu einem Gespräch mit der Stationsleitung geordert.

7.6 Rollenbeschreibung: Stationsleitung und Praxisanleiterin der Chirurgie Barbara Clement

Es ist 5:45 Uhr am Montagmorgen und auf Ihrem Schreibtisch sammelten sich die letzten Tage viele Notizzettel an. Die Erholung der letzten Tage vom Urlaub am Tegernsee ist schon so gut wie erloschen. Vor dem Frühdienst wollen Sie noch schnell ein paar Mails beantworten, damit Sie nach Dienstende nicht zu lange am Schreibtisch sitzen müssen. Ihre Arbeit wird jedoch unterbrochen, als im nächsten Moment Ihre Kollegin aus dem Nachtdienst Ihnen etwas mitteilen möchte. Als Sie vor drei Jahren die Weiterbildung zur Stationsleitung gemacht haben, dachten Sie, Problematiken wie Personalmangel und Dauerkrankheitsfälle würden sich verbessern. Jedoch spitzt sich die Situation immer mehr zu. Auch hat sich die Beziehung zwischen den verschiedenen Stationsleitungen seit dem regen Personalwechsel ziemlich verschlechtert.

»Hast du schon gehört was gestern passiert ist? Die Schülerin Sophie hat gestern im Frühdienst auf der Inneren ausgeholfen. Nach der Übergabe hat sie noch den Patienten mit dem Toilettenstuhl ins Bad gefahren und dort alleine gelassen. Als die Kollegin vom Spätdienst zum Durchgang ins Zimmer kam, hat sie den Patienten auf dem Boden liegend vorgefunden. Sehr schlimm das Ganze. Der arme Mann hat sich eine Rippenfraktur und eine Platzwunde am Kopf zugezogen.« Sie sind schockiert. Mit so einer Nachricht haben Sie so früh am Morgen nicht gerechnet. Nachdenklich antworten Sie: *»Aber ich verstehe das nicht. Die Sophie Neulinger ist doch sonst eine sehr zuverlässige und gute Schülerin. Außerdem ist sie doch auch schon am Ende des zweiten Ausbildungsjahres. Da sollte sowas eigentlich nicht mehr passieren. Erst letztens hatten wir zusammen eine Praxisanleitung, wobei ich sie sehr gut bewertet habe. Die Pflege und der Umgang mit den Patienten waren ihrem Aus-*

bildungsstand vollkommen entsprechend. Die hat doch heute auch Frühdienst. Dann werde ich das direkt mal ansprechen.« Sie fühlen sich in der Verantwortung, die Pflegeschule zu informieren.

7.7 Rollenbeschreibung: Lehrkraft Berufsfachschule Max Walther

Sie, Herr Max Walther, sind Lehrkraft an einem Bildungsinstitut für Gesundheit und im Rahmen dessen zuständig für die Ausbildung in der Gesundheits- und Krankenpflege. Dieser Tätigkeit gehen Sie noch nicht lange nach. Erst vor einem halben Jahr haben Sie Ihr Studium zum Pflegepädagogen erfolgreich abgeschlossen und sind seitdem ausschließlich als Lehrkraft tätig. Bis zum Ende des Pflegepädagogikstudiums sind Sie in Teilzeit Ihrer vorigen Arbeit im Krankenhaus nachgegangen, nämlich der Arbeit als Pflegefachmann auf einer Intensivstation. Insbesondere aufgrund Ihrer langjährigen Berufserfahrung in der Pflegepraxis, ist es Ihnen als Lehrkraft ein großes Bedürfnis, Ihren Schülern die hohe Relevanz der Verbindung zwischen Pflegetheorie und Pflegepraxis nahe zu bringen. Dies beinhaltet auch das Vermitteln von Kompetenzen, welche Ihre Schüler benötigen, um auch in schwierigen Situationen dem Berufsalltag standhalten zu können. Bei den Auszubildenden gelten Sie als offen und freundlich. Sie sind beliebt und werden nicht selten von Schülern aufgrund persönlicher Probleme um Rat gebeten. Heute haben Sie einen Termin auf der chirurgischen Station des Krankenhauses, welches u. a. Ausbildungsstätte Ihrer Schüler ist. Dieses Treffen liegt schon seit längerem fest. Grund hierfür ist die Praxisbegleitung Ihrer Schülerin Sophie Neulinger. Diese befindet sich im zweiten Ausbildungsjahr zur Gesundheits- und Krankenpflegerin. Sie kennen Frau Neulinger als gute und engagierte Auszubildende, auch wenn sie eher zu den zurückhaltenden und zeitweise sogar schüchtern wirkenden Charakteren der Klasse zählt. Was den heutigen Tag erschwert, ist der Anruf, welchen Sie gestern im Bildungsinstitut von der Stationsleitung der besagten chirurgischen Abteilung, Frau Barbara Clement erhalten haben. Diese berichtete, dass die Schülerin Sophie Neulinger eigenmächtig Aufgabenbereiche übernahm, welche außerhalb Ihres Kompetenzbereichs lagen und das Resultat nun nicht nur eine Patientengefährdung, sondern leider bereits ein stark verletzter Patient ist.

Erschrocken über diese Nachricht, entschieden Sie einvernehmlich am Telefon, alles Weitere am heutigen Tag des Praxisbesuches persönlich zu besprechen. Auf dem Weg ins Krankenhaus sind Sie angespannt. Solch eine Situation ist Ihnen in Ihrer Lehrerrolle noch nicht begegnet. Eine gewisse Unsicherheit begleitet Sie in Anbetracht der nahenden Konfrontation mit Stationsleitung und Schülerin. Insbesondere, da Sie jegliches unüberlegtes und patientengefährdendes Verhalten gerade mit dieser Schülerin nicht in Verbindung bringen würden.

7.8 Rollenbeschreibung: Pflegefachfrau und Praxisanleiterin der Chirurgie Petra Maier

Sie arbeiten seit einigen Jahren auf einer chirurgischen Station in einem mittelgroßen Klinikum eines privaten Trägers. Obwohl Sie Ihrer Arbeit gerne nachgehen, ärgern Sie sich zunehmend über die stetig steigende Arbeitsbelastung, sowie dass Sie immer wieder für Kollegen einspringen müssen, welche krankheitsbedingt ausfallen. Der Stress auf Ihrer Station führt auch zunehmend dazu, dass nicht nur Sie, sondern auch Ihre Familie darunter leidet. Diesbezüglich hatten Sie bereits ein Gespräch mit Ihrer Stationsleitung, doch verändert hat sich bisher nichts. Ihre Motivation und Begeisterung gegenüber Ihrer täglichen Arbeit in der Pflege leidet hierunter stark. Dies zeigt sich auch in der Zusammenarbeit mit Ihren Kollegen, was wiederum ein schlechtes Klima im Team zur Folge hat.

Sie haben nun bereits das vierte Wochenende in Folge gearbeitet, da Sie zweimal für Kollegen einspringen mussten. Der Vorsatz, sich die Laune am letzten Sonntag nicht verderben zu lassen, wurde schon kurz nach Dienstantritt gebrochen: Auf der Inneren Station wurde dringend für diese Schicht eine zusätzliche Hilfe benötigt. Sie sind froh, dass die Schülerin Sophie Neulinger im Frühdienst erscheint, somit hatten Sie die Möglichkeit diese zu schicken. Generell haben Sie Bedenken bezüglich Sophies Selbstständigkeit bei der Arbeit. Es kam schon mehrmals vor, dass die junge Auszubildende zögerte, alleine Tätigkeiten auszuführen, mit dem Argument, dass sie die jeweilige Aufgabe noch nicht in der Schule hatte und sich nicht traue. Sie können mit dieser Haltung nichts anfangen, insbesondere nicht jetzt, zu einer Zeit, in der Sie sich durch die berufliche Situation überlastet fühlen. Von Ihren Kollegen haben Sie jedoch auch positive Rückmeldungen zu Sophie bekommen und auch die Praxisbewertungen fielen wohl ganz gut aus. Außerdem ist sie nun im zweiten Ausbildungsjahr und damit sollte sie den Anforderungen auf der Inneren Station als Hilfe gewachsen sein. Sie gehen am Sonntag nach der Übergabe in die Umkleide und versuchen gedanklich mit dem stressigen Arbeitstag abzuschließen. In der Umkleide lauschen Sie einem Gespräch zweier Kollegen, die sich über die heutigen Geschehnisse auf der Inneren austauschen. Dem angeregten Gespräch zufolge scheint irgendetwas passiert zu sein.

7.9 Besonderheiten

Folgend werden mögliche Handlungsoptionen, die Ereigniskarten und weitere Besonderheiten dargestellt.

Begegnung 1: Schülerin mit Stationsleitung Chirurgie

Setting: Montagmorgen im Büro der Stationsleitung direkt nach der Übergabe im Frühdienst auf der chirurgischen Station.

> **Ereigniskarte # 1:**
>
> Mehrmaliges Mobbing durch die Pflegefachkraft Frau Maier. Schülerin war froh darüber, dass Sie auf die andere Station zum Aushelfen gehen konnte.

Begegnung 2: Stationsleitung Barbara Clement mit der Pflegekraft Chirurgie, Petra Maier

Setting: Montagmorgen im Büro der Stationsleitung im Frühdienst.

Begegnung 3: Schülerin Sophie Neulinger mit Pflegefachkraft Chirurgie, Petra Maier

Setting: Montag nach dem Frühdienst. Die Übergabe an den Spätdienst ist erfolgt. Personen treffen in der Umkleide zufällig aufeinander.

Begegnung 4: Lehrkraft Max Walther mit der Stationsleitung Barbara Clement

Setting: Im Büro der Stationsleitung. Die Lehrkraft kommt aufgrund einer Praxisbegleitung am Dienstagmorgen zu der Schülerin. Er hat einen Anruf von der Station bezüglich des Vorfalls auf der Inneren erhalten.

> Thematisierung in dieser Begegnung: Rechtlicher Aspekt – wer trägt die Verantwortung?

Begegnung 5: Lehrkraft Max Walther mit der Schülerin Sophie Neulinger

Setting: Praxisbegleitung Lehrkraft mit Schülerin hat bereits stattgefunden.

Begegnung 6: Lehrkraft Max Walther und Pflegefachkraft Chirurgie

Setting: Nach der Praxisbegleitung. Nachbesprechung der Prüfungssituation und Notenfindung.

Ereigniskarte # 2:

Pflegekraft gibt eine schlechte Beurteilung ab. Lehrkraft gibt eine sehr gute Bewertung ab.

Thematisierung in dieser Begegnung: Beschuldigung von Lehrkraft, dass Pflegefachkraft aufgrund der Vorkommnisse anders benotet.

Begegnung 7: Pflegefachkraft der Chirurgie, Petra Maier mit Stationsleitung Barbara Clement

Setting: Nach der Praxisbegleitung wurde Pflegefachkraft zum Gespräch mit der Stationsleitung gebeten.

Ereigniskarte # 3:

Der gestürzte Patient auf der Inneren Station liegt beatmet aufgrund einer Hirnblutung im künstlichen Koma. Es liegt der Verdacht auf einen Hirntod vor. Pflegedienstleitung fordert die Stationsleitung dazu auf, einen Verantwortlichen zu benennen und Konsequenzen zu ziehen.

Folgerungen durch Handlungen: Aufgrund von mehreren Beweisen des Mobbings an Kollegen erhält Petra Maier von der Stationsleitung eine Abmahnung. Die Pflegefachkraft kündigt daraufhin.

Aus den Rückmeldungen der Schüler ist zu entnehmen, dass die Szenarien, Ereignisse, Rollen sowie die erlebten Situationen und die Herausforderungen während des Spiels eine deutliche Praxisnähe widerspiegeln. Trotz anfänglicher Sorgen seitens der Lehrenden, die Rolle des Pflegepädagogen könnte zu weit entfernt sein und die Aufgabenbereiche nicht präsent, wurde dies von den Lernenden ohne große Schwierigkeiten kreativ gemeistert. Die Lernenden zeigten zudem ein hohes Maß an Engagement, Motivation und Selbständigkeit, was durch ihre Handlungen und die daraus entstandenen Folgen in der Interaktion, sichtbar wurden. Nennenswert an dieser Stelle ist auch der sichtbare Spaß der Lernenden an dieser spielerischen Form des Lernens. Währenddessen wurden wesentliche reflexive Lernprozesse für die Entwicklung ihrer beruflichen Rolle in Gang gesetzt.

7.10 Stolpersteine und Herausforderungen

Herausforderungen bei der Durchführung der Methode des Planspiels ergeben sich sowohl hinsichtlich den zeitlichen, räumlichen und personalen Ressourcen als auch hinsichtlich der beteiligten Personen. So wird oft von Seiten der Lehrenden ins Feld geführt, die Durchführung eines Planspiels sei sehr aufwendig. Ebenso das Argument, die erforderlichen Ressourcen seien nicht vorhanden, hat sicherlich seine Berechtigung. Sie führen allerdings auch dazu, die Auseinandersetzung mit der Methode von vornherein zu vermeiden.

Auf Seiten der beteiligten Personen ergeben sich Herausforderungen für sowohl die Lernenden als auch die Lehrenden. Hinsichtlich der Lernenden wird ein gewisses Maß an inhaltlichen Kenntnissen sowie an sozialen Kompetenzen vorausgesetzt. Mögliche Defizite könnten die Handlungsmöglichkeiten des Planspiels einschränken. Ebenso können bei einem Mangel an Identifikation oder bei Überidentifikation mit der jeweiligen Rolle Schwierigkeiten entstehen. Zudem wäre es auch noch möglich, dass das Auflösen einer Rolle nicht erfolgreich gelingt. Lernende könnten zudem Unterstützung benötigen, um sich auf die unbekannten Rollen einzulassen.

Zudem verlangt es viel Fingerspitzengefühl und Erfahrung, um während der Spielphasen Entscheidungen zu treffen. So beispielsweise den richtigen Zeitpunkt zu finden, Begegnungen im Spiel zu beenden oder das richtige Maß an Einmischung in gruppeninterne Prozesse zu bestimmen. Auch das Vertrauen an die Lernenden abzugeben, das Spiel einfach »laufen zu lassen«, den Zeitpunkt eine Ereigniskarte ins Spiel zu bringen abzupassen, verlangt neben einer hohen Fach-, Methoden- und Sozialkompetenz zudem Übung und Erfahrung im Umgang mit spielerischen Methoden. Viele dieser Herausforderungen gehören zu den täglichen Unterrichtsvorbereitungen, mit welchen sich Lehrende auseinandersetzen müssen. Da es bei einem Planspiel aber immer auch um soziale und emotionale Handlungen geht, braucht es auf Seiten der Lehrenden sowohl in der Vorbereitungs- als auch in der Durchführungsphase einen sensiblen Blick hinsichtlich der Folgen dieser Art von Lehren.

7.11 Fazit

Planspiele gehen über die Vermittlung von Sachkompetenz hinaus. Klippert (2016) beschreibt in seinem Lernbegriff zu Planspielen folgende Lernbereiche: Inhaltlich-fachliches, methodisch-strategisches, sozial-kommunikatives und affektives Lernen. Das Lernen mit Planspielen ermöglicht einem, in geschützten Situationen, das bereits vorhandene Wissen anzuwenden und Handlungskompetenz darzustellen. Das Instrument ist für das Simulieren von planungsintensiven und komplexen Situationen geeignet, um diese besser verstehen, erfahren oder einschätzen zu können. Besonders solche Situationen, die sich dem schnellen Verstehen, Erfahren oder Einschätzen entziehen, da sie zu komplex oder unbestimmt auftreten. Die Voraussetzung für gezieltes Lernen in Planspielen ist eine qualifizierte Planspielleitung bzw. Lehrende und die Plausibilität des Planspielszenarios. Bei nicht ausgereiften Planspielkonzepten muss die Planspielleitung die Schwächen des Szenarios abfangen. Dies kann nur geschehen, wenn die Lehrenden das Szenario soweit verinnerlicht haben, damit souverän auf Schwächen des Planspiels reagiert werden kann.

Das beschriebene Planspiel lässt sich keineswegs nur im Kontext Mobbing und Überforderung übertragen. Im Gegenteil: Es ist von seiner inhaltlichen Ausrichtung her ebenfalls in weitere Felder zur Bewältigung von beruflichen Anforderungen zu integrieren. Und es korrespondiert natürlich auch mit anderen Fächern. Im Prinzip lässt sich das Planspiel im Rahmen der kollegialen Beratung, Kommunikation oder im Rahmen von Netzwerkarbeiten einsetzen. Jedoch ist eine Aufteilung eines Planspiels auf mehrere Fächer zu bedenken. Dies könnte den Planspielprozess spalten, sodass sowohl die Motivation als auch die Lernintensität der Akteure beeinträchtigt wird. Im Allgemeinen ist mit der Methode des Planspiels eine lebendige und praxisorientierte Lerneinheit geboten, welche vielen Anforderungen innovativ begegnet.

Die Methode des Planspiels polarisierte die Schüler bezüglich des Themas. Dies zeigte sich durch das stetig wachsende Engagement der Schüler, wodurch das Thema erst erlebbar wurde.

Literatur

Bayerisches Staatsministerium für Unterricht und Kultus (2005) Lehrplanrichtlinien für die Berufsfachschule für Krankenpflege und für Kinderkrankenpflege (https://www.isb.bayern.de/download/8924/lpr_oktober_2005.pdf, Zugriff am: 27.01.2018)

Falk J, Kerres A (2003) Didaktik und Methodik der Pflegepädagogik. Handbuch für innovatives Lehren im Gesundheits- und Sozialbereich. Weinheim und München: Juventa Verlag

Gugel G (2011) 2000 Methoden für Schule und Lehrerfortbildung. Das große Methoden-Manual für aktivierenden Unterricht. 1. überarbeitete und neu ausgestattete Aufl. Weinheim und Basel: Beltz Verlag

Klippert H (2008) Planspiele. 10 Spielvorlagen zum sozialen, politischen und methodischen Lernen in Gruppen. 5. Aufl. Weinheim und Basel: Beltz Verlag

Klippert H (2016) Planspiele: 10 Spielvorlagen zum sozialen, politischen und methodischen Lernen in Gruppen, 6. unveränderte Aufl. Weinheim: Pädagogik Praxis. S. 38

Lüftl K (2018) Aus Praxissituationen Ziele einer Lehrveranstaltung entwickeln. In: Kemser J, Kerres A (Hrsg.) Lehrkompetenz lehren. Beiträge zur Profilbildung Lehrender. Berlin/Boston: Walter de Gruyter GmbH

Mandl H, Reiserer M, Geier B (2001) Problemorientiertes Lernen mit netzbasierten Planspielen. In: Mandl H (Hrsg.) Planspiele im Internet. Konzepte und Praxisbeispiele für den Einsatz in Aus- und Weiterbildung. Bielefeld: Bertelsmann

Micucci S, van der Linden-Craig S, Schmid N, Zuber A (2019) Das Planspiel zum Thema: Berufliche Anforderungen bewältigen Überforderung durch Stress-, Konflikt-, und Belastungssituationen (im Team) professionell bewältigen. Unveröffentlichte Ausarbeitung. München: Katholische Stoftungshochschule München

Raffoul J (2010) Vergleichende Analyse der Planspielforschung im englisch- und deutschsprachigen Raum. IN: Trautwein F., Hitzler S., Zürn B. (2010) Planspiele – Entwicklungen und Perspektiven. Rückblick auf den Deutschen Planspielpreis 2010. ZMS-Schriftenreihe 1. Norderstedt: Books on Demand GmbH

Reich K (2017) Unterrichtsmethoden im konstruktiven und systemischen Methodenpool. Lehren, Lernen, Methoden für alle Bereiche didaktischen Handelns (www.methodenpool.uni-koeln.de, Zugriff am 11.01.2019)

Schneider K (2000) Lernortkooperation – eine Frage der Qualität. In: Keuchel R, Roes M, Görres S. In: Falk J, Kerres A (2003) Didaktik und Methodik der Pflegepädagogik. Handbuch für innovatives Lehren im Gesundheits- und Sozialbereich. Weinheim und München: Juventa Verlag

8 Planspiel: Entlassungsmanagement – eine interdisziplinäre Herausforderung

Unter Mitarbeit von L. Gundel, I. K. Zirek, F. Peter & M. Wiesmann

8.1 Ausgangssituation

Auch nach der für 2020 geplanten Einführung der generalistischen Pflegeausbildung wird der Bedarf an handlungskompetenzfördernden Unterrichtsmethoden weiter bestehen bleiben. Im neuen Pflegegesetz wurden einige Ziele der Ausbildung genauer definiert. Im Zuge dessen wurden den Ausbildungszielen im § 5 Abs.1 PflBRefG die Lernkompetenz, interkulturelle und kommunikative Kompetenzen sowie die Kompetenz der Selbstreflexion und der Wissenstransfer hinzugefügt.

Des Weiteren wird im § 5 Abs 3 Punkt 3 PflBRefG die interdisziplinäre Zusammenarbeit als weiteres Ausbildungsziel formuliert, da der Beruf der Pflege mit vielen verschiedenen Berufsgruppen zusammenarbeitet, z. B. Ärzten, Psychologen und Physiotherapeuten. Aufgrund der unterschiedlichen Aufgabenbereiche, der zum Teil bestehenden Unklarheit der Verantwortungsbereiche sowie auftretenden Stresssituationen durch Zeitmangel der Berufsgruppen, können Konflikte untereinander auftreten. Durch die Methode des Planspiels erhalten die Auszubildenden zunächst die Möglichkeit, Problemsituationen zwischen den unterschiedlichen Berufsgruppen zu erkennen. Je nach Ausgestaltung des Planspiels kann jede Arbeitsgruppe eine andere Berufsgruppe vertreten. Auftretende Konflikte können dann im Rahmen eines Planspiels durch Verhandlungen ausgetragen werden, in denen der eigene Standpunkt oder die eigene Sichtweise vertreten wird. Die Lösungsorientierung eines Planspiels trägt zur Findung eines tragfähigen Konsenses zwischen den einzelnen Berufsgruppen bei, wodurch eine adäquate, professionelle und interdisziplinäre Zusammenarbeit ermöglicht werden kann (Klippert 2008). Die oben genannten Fähigkeiten können unter Umständen durch den Einsatz der Planspielmethode ausgebildet und/oder gefördert werden.

8.2 Lernfeld

Für dieses Planspiel wurde die Thematik »Entlassungsmanagement« ausgewählt. Dies geschah in Absprache mit den Ansprechpartnern der Schule. Der genaue Titel lautet: »*Entlassungsmanagement: Eine interdisziplinäre Herausforderung*«. Wie den Lehrplanrichtlinien des bayrischen Staatsministeriums für Unterricht und Kultus zu entnehmen ist, wird das Thema im Fach »Grundlagen der Pflege«, im Lernfeld 2 unterrichtet. In diesem Lernfeld wird unter anderem folgende Zielsetzung formuliert:

> Die Schülerinnen und Schüler organisieren anhand typischer Beispiele die Überleitung und Verlegung von Pflegeempfängern in andere Versorgungsbereiche. Sie beziehen dabei die Angehörigen mit ein. Sie holen die notwendigen Informationen ein und geben diese weiter. (Bayrisches Staatsministerium für Unterricht und Kultur 2005, S. 24)

Die Erfüllung dieses Lernziels stand bei der Erstellung des Planspiels im Vordergrund.

8.3 Bedingungsanalyse

Der Kurs, in dem das Planspiel stattgefunden hat, besteht aus 21 Teilnehmern des zweiten Lehrjahres. In diesem Kurs sind Lernende der Ausbildung zur Gesundheits- und Krankenpflege sowie zur Gesundheits- und Kinderkrankenpflege vertreten. Zudem setzt sich die Klasse aus sieben Männern und 14 Frauen zusammen. Zwei Auszubildende haben eine geringe sprachliche Barriere. Alle anderen verfügen über gute Deutschkenntnisse. Die Auszubildenden sind zwischen 17 und 27 Jahre alt. Das Durchschnittsalter dieses Kurses beträgt in etwa 20 Jahre. Als Vorbereitung für das Planspiel wurden zwei Unterrichtseinheiten vorgesehen. Beide Vorbereitungsstunden fanden innerhalb des ersten Ausbildungsjahres in einem Zeitraum von etwa drei Monaten statt. Für die erste Unterrichtseinheit wurde ein erstes Kennenlernen, der Einstieg in das Thema »Entlassungsmanagement« und die Erhebung der beruflichen Schlüsselprobleme anhand eines Fragebogens, geplant. Innerhalb der zweiten Unterrichtssequenz wurde die Methode des Planspiels erläutert und mögliche Fragen der Lernenden diesbezüglich geklärt. Zur Verdeutlichung der Methode wählten die Lehrenden ein bereits bestehendes Planspiel aus der Fachzeitschrift »Unterricht Pflege« mit dem Titel »Überlastung am Arbeitsplatz« von Melanie Böwing. Aufgrund der zeitlichen Ressourcen wurde sich auf die Interaktionsphase beschränkt, sodass die Lernenden die Möglichkeit haben, diese besondere Phase des Planspiels kennenzulernen. Die Teilnehmenden befinden sich während der Durchführung des eigentlichen Planspiels im zweiten Lehrjahr zur Ausbildung der Gesundheits- und Krankenpflege sowie zur Gesundheits- und Kinderkrankenpflege. Aus diesem Grund wurde das Thema des Planspiels »Entlassungsmanagement« im Vorhinein über mehrere Unterrichtseinheiten, durch eine Lehrkraft der Institution, vermittelt. Deshalb brachten die Teilnehmer die nötigen Vorkenntnisse mit.

Zur optimalen Durchführung des Planspiels werden, aufgrund der fünf bestehenden Rollen, ebenfalls fünf Gruppenräume benötigt. Dadurch wird verhindert, dass Gespräche und Absprachen unter den Gruppen ohne Einbezug der

Spielleitung stattfinden. In den Gruppenräumen haben die Rollenmitglieder die Möglichkeit, sich auszutauschen und durch Tafeln oder Flipcharts ihre Strategien zu visualisieren. Des Weiteren wird ein zusätzlicher Raum benötigt, in dem die Einführung, die Gruppenzuteilung sowie die Phasen der Interaktion, der Konferenz und das abschließende Feedback stattfinden. Zusätzlich kann der Einsatz von Requisiten den Lernenden die Identifikation mit ihrer Rolle erleichtern. In der Durchführung des Planspiels zum Entlassungsmanagement wurde sich auf die Verteilung von rollenbezogenen Namensschildern beschränkt. Für die Lese- und Informationsphase wurde den Teilnehmenden jeweils eine »Informationsmappe« mit den Inhalten der Rollenbeschreibung und den Informationen zu allen Rollen ausgehändigt. Für die restlichen Phasen standen den Lernenden ebenfalls das Strategiepapier sowie das Konferenzpapier zur Verfügung.

8.4   Szenario

Als Ausgangslage für das Planspiel haben alle Lernenden die gleiche Problemdarstellung erhalten. Die Problemsituation basiert auf den Schlüsselproblemen des Entlassungsmanagements. Diese wurden aus den Narrativa der Lernenden herausgearbeitet.

> Schauplatz ist die neurologische Station des fiktiven Klinikums »Am Ahornwald«. In dem Szenario wird beschrieben, dass es aufgrund von einigen nicht besetzten Planstellen zu einer immer höher werdenden Arbeitsbelastung kommt. Als Folge davon ereignen sich Fehler im Entlassungsprozess. Beispiele dafür sind eine verspätete Verlegung/Entlassung des Patienten oder eine lückenhafte Aufklärung von Nachsorgeangeboten (z. B. Rehabilitation). Aufgrund dieser Ereignisse wurde der Qualitätsmanagementbeauftragte der Klinik um eine Problemanalyse gebeten. Die Stationsbegehungen haben eine fehlerhafte Kommunikation zwischen allen Beteiligten (den einzelnen Berufsgruppen, Patienten und Angehörigen) ergeben.
>
> Als vorübergehende Lösung wurde Pflegepersonal aus Zeitarbeitsfirmen hinzugezogen. Die anfallende Arbeit kann deshalb teilweise nicht mehr zufriedenstellend bewältigt werden. Insbesondere die Dokumentation von Pflegeleistungen und die Aufnahmegespräche werden oft von den Pflegepersonen vernachlässigt. Aus diesem Grund kam es zu unerwünschten Ereignissen:
>
> • Verspätete Verlegung/Entlassung der Patienten
> • Unzureichende Mitgabe von Medikamenten/Hilfsmitteln
> • Lückenhafte Aufklärung von Nachsorgeangeboten (z. B. Reha, Kurzzeitpflege, Ergotherapie usw.)

Der Qualitätsmanagementbeauftragte der Klinik wurde von der Klinikleitung um eine Problemanalyse gebeten. Im Zuge dessen fanden Stationsbegehungen durch den Qualitätsmanagementbeauftragten statt. Als Ursache für die aufgetretenen Ereignisse wurde eine fehlerhafte Kommunikation zwischen allen Beteiligten (einzelne Berufsgruppen, Patienten und Angehörige) ermittelt.

Folgende Rollenprofile wurden entwickelt

- Alfred Werner, Patient mit Schlaganfall, Hemiparese rechts und Aphasie sowie beginnende Demenz
- Amelie Schröder, Tochter des Patienten
- Dr. Guido Darling, Stationsarzt
- Roswitha Salewski, Stationsleitung und Gesundheits- und Krankenpflegerin
- Beate Junghans, Gesundheits- und Krankenpflegerin
- Hermann Riedl, Sozialdienst

8.5   Rollenbeschreibung: Patient Alfred Werner

Fünf Personen sind an der Betreuung und Versorgung Ihrer Person beteiligt. Sie sind bereits vor einigen Wochen stationär aufgenommen worden aufgrund eines Schlaganfalls mit Hemiparese rechts und Aphasie.

Steckbrief Patient Alfred Werner

- Männlich
- 84 Jahre alt
- Vorerkrankungen: Beginnende Demenz, sonst keine weiteren Erkrankungen
- Eigene Wohnung in einem Mehrgenerationenhaus
- Pflegegrad 2
- Ist bereits seit 20 Tagen im Krankenhaus
- Bisher keine Versorgung durch einen ambulanten Pflegedienst nötig
- Seit zwei Jahren gesetzliche Betreuung durch ihre Tochter Frau Schröder

8.6 Rollenbeschreibung: Stationsarzt Dr. Guido Darling

Sie sind Stationsarzt auf der neurologischen Station des Klinikums »Am Ahornwald«. Sie betreuen seit einigen Wochen den Patienten Herr Werner.

Folgende Eckdaten sind Ihnen über den Patienten bekannt:

- Männlich
- 84 Jahre alt
- Vorerkrankungen: Beginnende Demenz, sonst keine weiteren Erkrankungen
- Aufnahmegrund: Schlaganfall, Hemiparese rechts und Aphasie
- Eigene Wohnung in einem Mehrgenerationenhaus
- Pflegegrad 2
- Ist bereits seit 20 Tagen im Krankenhaus
- Bisher keine Versorgung durch einen ambulanten Pflegedienst nötig
- Seit zwei Jahren gesetzliche Betreuung durch die Tochter Frau Schröder

In Anbetracht der langen Liegedauer des Patienten haben Sie eine Entlassung geplant. Die aus ärztlicher Sicht empfohlene Frührehabilitation für Herr Werner wurde vom Patienten und seiner Tochter Frau Schröder abgelehnt. Aus diesem Grund wird eine Verlegung in ein Pflegeheim angestrebt. Zur Organisation der Verlegung haben Sie vor ca. einer Woche den Sozialdienstmitarbeiter Herrn Riedl kontaktiert, um die Entlassung zu planen.

Am Vormittag nehmen Sie die Visite auf der neurologischen Station auf. Im Zimmer 317 treffen Sie Herrn Werner und seine Tochter Frau Schröder an. Die Tochter von Herrn Werner erkundigt sich im Gespräch nach dem weiteren Prozedere hinsichtlich der Entlassung in ein Pflegeheim. Frau Schröder wirkt im Gespräch aufgelöst und hilflos, da sie noch keine Informationen erhalten habe. In der Kurve finden Sie keine weiteren Einträge des Sozialdienstes hinsichtlich der Entlassung, was Sie verärgert. Sie treffen mit Frau Schröder die Absprache, in den nächsten Tagen bezüglich der Entlassung mit ihr in Kontakt zu treten.

Arbeitsauftrag

Nehmen Sie nun die Rolle des Stationsarztes Dr. Guido Darling ein und stellen Sie Überlegungen zu ihren weiteren Schritten an (z. B. Einleitung von Gesprächen mit dem Sozialdienst usw.). Als Hilfestellung zur Erarbeitung der Rollenanforderungen verwenden Sie das beigefügte Strategiepapier.

8.7 Rollenbeschreibung Stationsleitung und Gesundheits- und Krankenpflegerin Roswitha Salewski

Sie sind Gesundheits- und Krankenpflegerin auf der neurologischen Station des Klinikums »Am Ahornwald«. Seit 12 Jahren sind Sie ebenfalls Stationsleitung dieser Station. Die Stationsbegehungen des Qualitätsmanagementbeauftragten zum Thema Entlassungsmanagement bereiten Ihnen Sorge. Sie sind eine gewissenhafte Mitarbeiterin. Deshalb ist es Ihnen wichtig, dass die Kontrollen reibungslos verlaufen und gute Ergebnisse erzielt werden. Sie arbeiten regelmäßig selbst in der pflegerischen Versorgung von Patienten auf Station, um die Arbeitsprozesse auf ihrer Station zu erfassen. Aus diesem Grund haben Sie den Patienten A. Werner bereits einige Male versorgt.

Folgende Informationen sind Ihnen über den Patienten bekannt:

- Männlich
- 84 Jahre alt
- Vorerkrankungen: Beginnende Demenz, sonst keine weiteren Erkrankungen
- Aufnahmegrund: Schlaganfall, Hemiparese rechts und Aphasie
- Eigene Wohnung in einem Mehrgenerationenhaus
- Ist bereits seit 20 Tagen im Krankenhaus
- Pflegegrad 2
- Bisher keine Versorgung durch einen ambulanten Pflegedienst nötig
- Gesetzliche Betreuung durch die Tochter Frau Schröder seit 2 Jahren

An ihrem »Bürotag« bekommen Sie mit, dass es Schwierigkeiten im Entlassungsprozess des Patienten A. Werner gibt.

Arbeitsauftrag

Nehmen Sie nun die Rolle der Stationsleitung Roswitha Salewski ein und stellen Sie Überlegungen zu ihren weiteren Schritten an (z. B. Einleitung von Gesprächen mit dem Sozialdienst, der Tochter usw.). Als Hilfestellung zur Erarbeitung der Rollenanforderungen verwenden Sie das beigefügte Strategiepapier.

8.8 Rollenbeschreibung: Sozialdienstmitarbeiter Hermann Riedl

Sie sind Sozialdienstmitarbeiter im Klinikum »Am Ahornwald«. Der Stationsarzt der neurologischen Abteilung, Dr. Darling, zieht Sie zur Entlassung des Patienten Herr Werner hinzu.

Am nächsten Tag suchen Sie die neurologische Abteilung des Klinikums auf und versuchen mit der zuständigen Pflegekraft Kontakt aufzunehmen, um Informationen über Herrn Werner zu erlangen. Die zuständige Pflegekraft der Zeitarbeitsfirma versorgt den Patienten in dieser Schicht das erste Mal. Sie kann trotz mehrfacher Nachfrage von Ihnen keine genaueren Aussagen zum Patienten machen.

Aus diesem Grund versuchen Sie in der Patientenakte weitere Informationen über den Patienten zu erlangen.

Aus der Patientenakte können Sie folgende Daten entnehmen:

* Männlich
* 84 Jahre alt
* Vorerkrankungen: Beginnende Demenz, sonst keine weiteren Erkrankungen
* Aufnahmegrund: Schlaganfall, Hemiparese rechts und Aphasie
* Ist bereits seit 20 Tagen im Krankenhaus
* Eigene Wohnung in einem Mehrgenerationenhaus
* Pflegegrad 2
* Bisher keine Versorgung durch einen ambulanten Pflegedienst nötig
* Seit zwei Jahren gesetzliche Betreuung durch die Tochter Frau Schröder

Nachdem Sie die Eckdaten von Herr Werner notiert haben, versuchen Sie sich einen Überblick über die notwendige pflegerische Versorgung des Patienten zu machen. Allerdings können Sie aus den Pflegeberichten der letzten Tage nur entnehmen:

»Der Patient gab auf Nachfrage unter laufender Therapie keine Beschwerden an.«

»Der Patient wurde nach Plan versorgt.«

Aufgrund der unzureichenden Informationen über den Patienten haben Sie die letzten drei Tage telefonisch versucht, weitere Informationen über den Patienten zu erhalten. Ihre Anrufe waren jedoch erfolglos, da die jeweils zuständigen Pflegekräfte keine weiterführenden Angaben machen konnten. Sie sind verärgert, da solche Situationen immer häufiger auftreten und sich Ihre Arbeit bereits erheblich verzögert hat.

Arbeitsauftrag

Nehmen Sie nun die Rolle des Sozialdienstmitarbeiters Hermann Riedl ein und stellen Sie Überlegungen zu ihren weiteren Schritten an (z. B. Einleitung von Gesprächen mit der Stationsleitung, dem behandelnden Arzt usw.). Als Hilfestellung zur Erarbeitung der Rollenanforderungen verwenden Sie das beigefügte Strategiepapier.

8.9 Rollenbeschreibung: Tochter des Patienten: Amelie Schröder

Steckbrief Tochter des Patienten, Amelie Schröder

- Weiblich
- 50 Jahre alt
- Verheiratet
- 3 Kinder
- Beruf: Selbstständig
- Leben in eigener Wohnung im Mehrgenerationenhaus mit ihrem Vater
- Gesetzliche Betreuerin ihres Vaters seit 2 Jahren

Sie sind die Tochter des Patienten Herrn Werner, der seit 20 Tagen auf der neurologischen Station des Klinikums »Am Ahornwald« liegt. Eckdaten über Ihren Vater:

- Männlich
- 84 Jahre alt
- Vorerkrankungen: Beginnende Demenz, sonst keine weiteren Erkrankungen
- Aufnahmegrund: Schlaganfall, Hemiparese rechts und Aphasie
- Eigene Wohnung in einem Mehrgenerationenhaus
- Ist bereits seit 20 Tagen im Krankenhaus
- Pflegegrad 2

Bisher übernehmen Sie die Versorgung und gesetzliche Betreuung Ihres Vaters, sodass kein ambulanter Pflegedienst benötigt wird.

Im Zuge des stationären Aufenthalts wurde durch den behandelnden Arzt, Herrn Dr. Darling, eine Frührehabilitation für Herrn Werner vorgeschlagen. Nach einem Gespräch zwischen Ihnen und ihrem Vater haben Sie sich gemeinsam gegen eine Frührehabilitation entschieden. Sie haben allerdings Befürchtungen, ihren Vater zu Hause zu betreuen. Aus diesem Grund soll eine Verlegung in ein Pflegeheim eingeleitet werden. Ihnen ist allerdings bekannt, dass ihr Vater nicht in einem Pflegeheim leben möchte. Jedoch sehen Sie keine Möglichkeit, in Anbetracht ihrer beruflichen und familiären Situation, dem Wunsch ihres Vaters nachzukommen.

In der Früh entscheiden Sie sich, an der Visite Ihres Vaters teilzunehmen und sich über den derzeitigen Stand der Entlassung zu erkundigen, da Ihnen keine Informationen zur Entlassung mitgeteilt wurden. Im Gespräch mit Herrn Dr. Darling erhalten Sie keine weiteren Informationen. Sie fühlen sich in dieser Situation alleine gelassen und hilflos.

Arbeitsauftrag

Nehmen Sie nun die Rolle der Tochter Frau Amelie Schröder ein und stellen Sie Überlegungen zu ihren weiteren Schritten an (z. B. Einleitung von Gesprächen usw.). Als Hilfestellung zur Erarbeitung der Rollenanforderungen verwenden Sie das beigefügte Strategiepapier.

8.10 Rollenbeschreibung: Gesundheits- und Krankenpflegerin Beate Junghans

Sie sind Gesundheits- und Krankenpflegerin und Praxisanleiterin auf der neurologischen Station des Klinikums »Am Ahornwald«. Sie hatten die letzten fünf Tage Urlaub und sind heute den ersten Tag wieder im Frühdienst. In Ihrem Bereich versorgen Sie den Patienten Herrn Werner, den Sie bereits seit einigen Wochen kennen. Herr Werner freut sich und grinst als Sie das Zimmer in der Früh betreten.

Folgende Informationen haben Sie in der Übergabe über den Patienten erhalten:

- Männlich
- 84 Jahre alt
- Vorerkrankungen: Beginnende Demenz, sonst keine weiteren Erkrankungen
- Aufnahmegrund: Schlaganfall, Hemiparese rechts und Aphasie
- Eigene Wohnung in einem Mehrgenerationenhaus
- Ist bereits seit 20 Tagen im Krankenhaus
- Pflegegrad 2

- Bisher keine Versorgung durch einen ambulanten Pflegedienst nötig
- Gesetzliche Betreuung durch die Tochter Frau Schröder seit zwei Jahren

Im Gespräch äußert Herr Werner, dass seine Tochter Frau Schröder eine Entlassung in ein Pflegeheim anstrebt. Sie sind irritiert, da Sie keine Informationen hinsichtlich einer Entlassung haben.

Arbeitsauftrag

Nehmen Sie nun die Rolle der Gesundheits- und Krankenpflegerin Beate Junghans ein und stellen Sie Überlegungen zu ihren weiteren Schritten an (z. B. Einleitung von Gesprächen mit dem behandelnden Arzt, ihrer Stationsleitung usw.). Als Hilfestellung zur Erarbeitung der Rollenanforderungen verwenden Sie das beigefügte Strategiepapier.

8.11 Besonderheiten

Der Verlauf und die Dynamik kann durch Ereigniskarten beeinflusst werden. Exemplarisch werden im Folgenden zwei mögliche Ereigniskarten vorgestellt. Die »Ereigniskarte # 1« kann variabel, für alle fünf bestehenden Rollen, eingesetzt werden, so kann flexibler dem Planspielverlauf entsprechend reagiert werden.

Ereigniskarte # 1:

Sie haben die Information vom Pflegeheim »Sonnenuntergang« erhalten, dass der Patient Herr A. Werner nicht zum geplanten Zeitpunkt von der neurologischen Station verlegt werden kann. Als Ursache werden personelle Engpässe des Pflegeheims angegeben. Aus diesem Grund ist der Zeitpunkt der Verlegung unklar.

Die folgende Ereigniskarte beinhaltet eine weitere Option, den Spielverlauf innerhalb der Interaktionsphase zu lenken.

Ereigniskarte # 2:

Dem Patienten Herrn A. Werner wurde mitgeteilt, dass die Verlegung in das Pflegeheim »Sonnenuntergang« eingeleitet wird. Nach dieser Information wirkt der Patient psychisch dekompensiert. Auf Nachfrage äußerte er den Wunsch nach einer Verlegung in das Pflegeheim »Kaffeeklatsch am Ahornwald«, da dieses näher am Wohnort seiner Tochter liegt.

Die Besonderheit dieser Ereigniskarte liegt darin, dass die Rollenmitglieder lernen, einen Perspektivenwechsel vorzunehmen. Dadurch wird die Patientenautonomie durch die Lernenden erkannt und im Verlauf im Entlassungsprozess berücksichtigt. Dieser Spielzug kann eingesetzt werden, wenn die Teilnehmenden die individuellen Bedürfnisse in ihren Verhandlungen/Strategieplänen außer Acht lassen.

Das zuvor geschilderte Planspiel beinhaltet neben den bekannten Kennzeichen auch Besonderheiten, die speziell sozial-kommunikative, organisatorische und personale Kompetenzen der Teilnehmer fördern. Zudem ermöglicht es den Teilnehmern, sowohl ihre Fähigkeit zur Zusammenarbeit mit anderen Berufsgruppen zu stärken als auch die eigenständige Arbeit mit der Thematik. Eine herausstechende Besonderheit des Planspiels zum Thema »Entlassungsmanagement« ist die Vielseitigkeit des Themas an sich. Die Thematik bietet viele vermeidliche Problemfelder an, beispielsweise die oftmals gestörte Interaktion der interdisziplinären Berufsgruppen untereinander. Die Kommunikation steht hier im Vordergrund und wird als Instrument, durch adäquate Argumentation, zur Erreichung von Zielen eingesetzt. Mit dieser Besonderheit werden Schlüsselkompetenzen der Teilnehmer gefordert und gleichermaßen gefördert. Zu der Besonderheit der Vielseitigkeit gehört unter anderem auch die Aneignung von Wissen unter verschiedenen Gesichtspunkten. Beispielsweise muss sich jede Rolle neben Eigeninteressen auch mögliche Interessen der anderen Rollen umfangreich aneignen, um so eine Strategie zur Zielerreichung zu entwickeln. Hier liegt der Fokus auf der Aneignung von Informationen zur Situation und dem Perspektivenwechsel, um Probleme zu definieren und zu lösen. Hinzukommend liegt eine weitere Besonderheit darin, rechtliche Aspekte zum Thema zu kennen und diese ebenso als Argumentationsgrundlage zu nutzen. Des Weiteren erstreckt sich die Aneignung des Wissens bis hin zu Themen der ethischen Fragestellungen, beispielsweise der Einbezug des Patienten bei Entscheidungsfindungen unter Beachtung der Patientenautonomie.

Insbesondere wurde in diesem Planspiel die didaktische Strukturierung vom Komplexen zum Einfachen gewählt. Inhalte des Themas wurden an erster Stelle von der schwierigen Stufe vereinfacht und eingänglich für die Teilnehmer verdeutlicht. Dies hatte das Ziel, die Teilnehmer anfänglich nicht mit umfangreichen Themen zu überfluten, sondern sie durch Unterstützung der Lehrenden motiviert an den Themenkomplex heranzuführen.

8.12 Stolpersteine und Herausforderungen

Der Entwicklungsprozess des Planspiels kann durch kontinuierliche Reflexionen optimiert werden. Die Grundkenntnisse hierfür werden unter anderem aus der Literatur von Heinz Klippert aus dem Jahr 2008 abgeleitet. Für angehende Pädagogen ist es eine Herausforderung, die didaktische Geschicklichkeit passend zu jeder Phase des Planspiels einzusetzen, da die nötigen Erfahrungswerte noch fehlen. Trotz der vorausgegangenen Literaturrecherche ist es schwierig, den Lernenden die einzelnen Schritte des Planspiels nahezubringen, ohne für Verwirrung zu sorgen. Darüber hinaus gibt es wenig Literatur zu Planspielen aus der Pflege. Diesbezüglich wurden unter anderem Planspiele aus der Unternehmenswelt und Wirtschaft herangezogen, um exemplarische Inhalte herauszuarbeiten. Eine weitere Herausforderung für die Lehrkräfte ist es, während des Planspiels die Koordination und Organisation im Auge zu behalten. Beispielsweise erwies es sich als mühevoll, die passende Ereigniskarte spontan im Planspiel auszuspielen. Hier ist zu sagen, dass Kompetenzen der Organisation, Didaktik und zügiges Denken von den Lehrkräften gefordert werden. Ein Stolperstein zeigte sich wiederum nach dem Entwickeln der Rollen. Der Prozess, bis alle Rollen fertig erstellt sind, ist ein langer Weg, der mit komplexen Denkprozessen verbunden ist. Es bedarf einer aufwendigen Recherchearbeit, um jede Rolle vielschichtig zu entwickeln. Punkte wie Aufgaben und Kooperationsmöglichkeiten einer Rolle müssen erdacht und dementsprechend in die Rollenbeschreibung integriert werden. Nachdem alle Rollen für das Planspiel konzipiert wurden, zeigten sich zudem Ungleichmäßigkeiten im zeitlichen Ablauf. Hier war es generell schwierig, die gleiche Ausganssituation und Zusammenhänge für alle Rollen zu schaffen. Dieser Stolperstein hätte womöglich zum Informationsverlust aus Sicht der Schüler geführt. Ein fließender Ablauf im Planspiel und auch die Vorbereitungen im Vorhinein erfordern genaue Absprachen sowohl intern, in der Gruppe der Lehrkräfte, als auch extern mit den Kooperationspartnern (Schule, Bildungsstätte). Vorausgesetzt wird die Motivation beider Instanzen für dieses Konzept.

8.13 Fazit

Das Planspiel ist eine geeignete Methode für komplexe Themenfelder in der Pflege. Die zentralen Problemsituationen können hiermit vielfältig analysiert und bearbeitet werden. Das Thema »Entlassungsmanagement« bietet daher viele Perspektiven, die den Lernhorizont aller Teilnehmenden erweitern. Zudem veranlasst es dazu, eine der Haupttätigkeiten in der Pflege, die Kommunikation zu stärken. Grundsätzlich kann das Planspiel an einem Schul-/Arbeitstag (8 h) durchgeführt werden. Um aber vertiefte Ergebnisse zu erhalten, ist es sinnvoll, das Planspiel auf einen längeren Zeitraum auszuweiten. Hier liegt der Vorteil darin, dass keine Informationsüberflutung stattfindet, sondern Inhalte über einen längeren Zeitraum intensiver verarbeitet werden können. Außerdem verkürzt es die Wartezeiten der einzelnen Rollengruppen, da nicht alle Gruppen an diesem Tag in Interaktion treten können/müssen. Die Teilnehmenden haben die Wartezeiten als negativ wahrgenommen, diese könnten über einen längeren Zeitraum effektiver zur weiteren Strategieplanung genutzt werden. Möglich oder sogar gewünscht ist es, Planspiele nicht in einem expliziten Fach einzusetzen, sondern mehrere Fachgebiete hinzuzufügen (Klippert 2008). Dies erweitert die Vielfältigkeit und ermöglicht es, Zusammenhänge besser zu verstehen. Dies stärkt wiederum die Motivation der Teilnehmenden, Probleme fachübergreifend zu lösen. Dieses Planspiel kann beispielsweise an einem »Projekttag« durchgeführt werden. Die Pflege als ganzheitliche und komplexe Disziplin bietet viele Kombinationsmöglichkeiten hierfür. Beispielsweise könnte zum Entlassungsmanagement das Qualitätsmanagement, Krankheitslehre und viele andere Themengebiete miteinbezogen werden.

Im Rahmen der Methode Planspiel stand das Lernen aus unterschiedlichen Perspektiven und der Transfer des Wissens im Vordergrund. Grundsätzlich bietet das Thema »Entlassungsmanagement« eine Vielfalt von Problemkomplexen zur Bearbeitung in einem Planspiel. Die Prozesse im »Entlassungsmanagement« sind charakterisiert durch fortlaufende Interaktionen, Kooperationen und Organisationen zwischen den einzelnen interdisziplinären Teams (Pflege, Ärzte, Sozialdienst, Patient etc.). Deshalb bietet es eine Vielzahl von möglichen Fehlerquellen, bei denen die Methode des Planspiels zum Einsatz kommen kann. Insbesondere liegt der Vorteil darin, komplexe Problemsituationen darzustellen und im Verlauf Strategien und Lösungsansätze zu finden. Die Komplexität des Themas »Entlassungsmanagement« verdeutlicht den Realitätsbezug des Planspiels für alle Teilnehmer. Das gesamte Szenario umfasst daher viele Handlungsmöglichkeiten, die tatsächlich in der beruflichen Praxis auftreten können. Das hauptsächliche Ziel des Planspiels zum Thema »Entlassungsmanagement« war das Nahebringen von Lernprozessen, die einen Wissenstransfer für alle Beteiligten fordern. Darüber hinaus bestand das Ziel darin, komplexe Inhalte verständlich zu vermitteln. Im Feedback des Planspiels ist deutlich zu sehen, dass die Arbeitsprozesse der Planspielmethode durch die Lernenden weiterhin als komplex empfunden wurden, sich jedoch das Verständnis für das Thema »Entlassungsmanagement« geweitet hat. Insgesamt hat die Methode des Planspiels positive Aspekte für die angehenden Lehrkräfte gebracht, da unter anderem Fähigkeiten zur Koordination und Organisation erweitert werden konnten.

Literatur

Bayerisches Staatsministerium für Unterricht und Kultus (2005) Lehrplanrichtlinien für die Berufsfachschule für Krankenpflege und für Kinderkrankenpflege. Staatsinstitut für Schulqualität und Bildungsforschung (Hrsg) (https://www.isb.bayern.de/download/8924/lpr_oktober_2005.pdf, Zugriff am: 10.01.2019)

Böwing M (2013a) Charakteristika von Planspielen, *Unterricht Pflege* 18 (2), S. 2–11

Böwing M (2013b) Planspiel. Überlastung am Arbeitsplatz, *Unterricht Pflege* 18 (2), S. 28–43

Kriz W (2009) Planspiel. In: Stefan Kühl (Hrsg.) Handbuch Methoden der Organisationsforschung. Quantitative und qualitative Methoden. 1. Aufl. Wiesbaden: Verl. für Sozialwiss./GWV Fachverl., S. 558–578

Sahmel K-H (2015) Lehrbuch kritische Pflegepädagogik. 1. Aufl. Bern: Hogrefe Verlag

9 Planspiel: Fachkräftemangel hausgemacht in der Altenpflege

Unter Mitarbeit von M. Brandl, A. Brandmeier, K. Helsinger & K. Huber

9.1 Ausgangssituation

Das hier vorgestellte Planspiel umfasste, unter Einbeziehung der Vorbereitungs- und Nachbereitungsphase und der eigentlichen Spielphase, einen Zeitraum von acht Unterrichtseinheiten. Es wurde mit Auszubildenden, die sich im zweiten Ausbildungsjahr der Altenpflege befinden, durchgeführt und beschäftigte sich mit den Themen »Team und Teamkonflikte« sowie »Rollen und Rollenkonflikte«.

Das Planspiel wurde mit dem Ziel entwickelt, dass sich die Lernenden kritisch mit ihrer Arbeitswelt und ihrem Arbeitsumfeld auseinandersetzen und ein eigenes berufliches Selbstverständnis entwickeln. Auch stand die Entwicklung von beruflichen Handlungskompetenzen im Vordergrund, welche durch die Reflexion des eigenen beruflichen Handelns und der eigenen beruflichen Rolle und im Umgang mit berufstypischen Konflikten und Belastungen entstehen (Lehrplanrichtlinien 2009).

9.2 Lernfeld

Die Lerninhalte der theoretischen Ausbildung in der Altenpflege lassen sich, laut Ausbildungs- und Prüfungsverordnung für den Beruf der Altenpflegerin und des Altenpflegers (AltPflAPrV), in vier große Lernbereiche einteilen, die wiederum in verschiedene Lernfelder unterteilt sind. Die thematischen Inhalte des hier vorgestellten Planspiels lassen sich dem Lernfeld 4 »Altenpflege als Beruf« zuordnen und hier wiederum dem Lernfeld 4.1 »Berufliches Selbstverständnis entwickeln«. In diesem Lernfeld sind schwerpunktmäßig unter anderem die Themen Teamarbeit und Zusammenarbeit mit anderen Berufsgruppen und die Reflexion der beruflichen Rolle und des eigenen Handelns Inhalt des Lehrplans (AltPflAPrV 2002).

9.3 Bedingungsanalyse

!!2

Eine Studierende hatte Kontakt zu einer Berufsfachschule der Altenpflege, die die Durchführung verschiedener Planspiele in ihrem Curriculum verankert hat. Der Austausch mit den dort tätigen Lehrkräften erwies sich als sehr hilfreich. Das Thema des Planspiels war nicht vorgegeben, sondern es sollte anhand von sogenannten Schlüsselproblemen erarbeitet werden, die die Studierenden beim ersten Kontakt mit den Lernenden nach der interaktionistischen Pflegedidaktik von Ingrid Darmann-Finck ermitteln sollten. Das Modell der interaktionistischen Pflegedidaktik stellt eine empirisch und theoretisch begründete pflegedidaktische Handlungstheorie für den Lernort Schule dar. Die pflegedidaktische Heuristik und das Konzept der beruflichen Schlüsselprobleme kann unter anderem als Rahmen für die Entwicklung von einzelnen Lern- und Lehrsituationen verwendet werden. In einem ersten Schritt werden Schlüsselprobleme der Berufswirklichkeit ermittelt. Im nächsten Schritt kann dann das gewählte Schlüsselproblem einer pflegedidaktischen Reflexion unterzogen werden, um Bildungsinhalte und -ziele ermitteln zu können (Darmann-Finck 2010).

Die Ansprechpartnerin der Studierenden an der Berufsfachschule, die gleichzeitig die Klassenlehrerin des Kurses war, mit dem das Planspiel stattfinden sollte, hat das Lernfeld und die Lernsituation »Team und Teamkonflikte« und »Rollen und Rollenkonflikte« als groben Rahmen des Planspiels vorgegeben.

Bei einem ersten Termin an der Berufsfachschule sollten die Studierenden vor Ort und bei den für das Projekt ausgewählten Lernenden einige Unterrichtseinheiten zur Methode Planspiel abhalten, um das Projekt vorzustellen, die Lernenden und die Schule kennenzulernen und vor allem, um die Schlüsselprobleme zu ermitteln, aus denen dann das eigentliche Planspiel entwickelt werden sollte. Dies gelang nach der Durchführung eines sogenannten Probeplanspiels, welches von den Studierenden zu diesem Termin vorbereitet und entwickelt worden war. Die zugrundeliegende Handlungssituation enthielt bereits typische Problem- und Konfliktlagen von Auszubildenden der Altenpflege. Dadurch gelang es den Studierenden, in der Reflexion des Planspiels auf real erlebte Problemsituationen der Auszubildenden zu kommen, indem diese narrativ davon berichteten. In der anschließenden Auswertung der Protokolle dieser Erzählungen zeigte sich eine Häufung der Problemlage in Richtung einer allgemeinen Unzufriedenheit der Altenpflegeschüler/-innen mit ihrer praktischen Ausbildungssituation. Daraus entstand dann das Planspiel »Fachkräftemangel hausgemacht – Haus Abendsonne«.

Die dort erfolgte theoretische Einführung in die Methode Planspiel und die Durchführung und Reflexion des kleinen Probeplanspiels kann als sehr gelungen angesehen werden. Durch das Beobachten und Coachen der Lernenden während des Spiels erhielten die Studierenden einen Einblick in die Hierarchiestrukturen der Klasse, die Dynamiken innerhalb der Klasse und den Leistungsstand der einzelnen Lernenden. Für die Studierenden war es wichtig, die leistungsstarken Schüler/-innen der Klasse benennen zu können, denn bei der Durchführung des eigentlichen Planspiels sollten sie die Führung in den einzelnen Gruppen bzw. Rollen übernehmen.

Die Studierenden haben während der gesamten Interaktionen mit den Altenpflegeschüler/-innen Protokoll geschrieben. Dazu haben sie sich zuvor entsprechend aufgeteilt, um alles abdecken zu können. Die erwies sich für die anschließende Reflexion in weiteren Gruppentreffen als hilfreich, weil auf dieser Basis ein guter Austausch über die Wahrnehmungen und Beobachtungen der Studierenden erfolgen konnte. Beim Probeplanspiel hat sich gezeigt, dass die Lernenden große Schwierigkeiten hatten, einen Perspektivenwechsel vorzunehmen, wenn die Rolle, die sie übernehmen sollten, zu weit weg von ihrer eigenen Lebenswirklichkeit war. Die dort konzipierte Rolle der Angehörigen eines Pflegeheimbewohners konnte trotz Coachings kaum angenommen werden, weil die Lernenden sich emotional nicht in die Rolle einer Tochter, deren Mutter pflegebedürftig ist, einfühlen konnten.

Diese Erkenntnisse hielten Einzug in die Planung des großen Planspiels. Die Rollen wurden bewusst sehr nah an der unmittelbaren Erlebniswelt der Altenpflegeschüler/-innen konzipiert.

Die Einführung in das Planspiel fand im ersten Ausbildungsjahr statt, die Durchführung des Planspiels zu Beginn des zweiten Ausbildungsjahres. Die Klasse bestand aus 23 Schüler/-innen, wobei fünfzehn Schüler/-innen bereits am Einführungstag teilgenommen hatten und acht Schüler/-innen neu in diese Klasse hinzugekommen waren. Um auch diese neuen Schüler/-innen mit der Methode Planspiel vertraut zu machen, fand nochmal eine kurze Einführungssequenz statt, bevor die Handlungssituation und die einzelnen Rollen vorgestellt wurden. Alter, Geschlecht und Nationalität waren bei der Einteilung der Schüler/-innen in die verschiedenen Rollengruppen nicht von Bedeutung. Die Studierenden sahen es aber als wichtig an, dass die leistungsstärkeren und -schwächeren Schüler/-innen gleichmäßig auf die verschiedenen Gruppen verteilt wurden. Da die neu hinzugekommen Lernenden den Studierenden noch nicht bekannt waren, hat die Klassenleiterin auf Bitten der Studierenden die Gruppeneinteilung bereits im Vorfeld vorgenommen. Sie kannte die Lernenden aus dem täglichen Unterrichtsgeschehen und konnte somit auch beurteilen, welche Gruppenkonstellationen am besten zusammenarbeiten. Die Zuteilung, welche Gruppe sich schlussendlich mit welcher Rolle auseinandersetzen sollte, wurde spontan am Tag der Durchführung des Planspiels entschieden.

Für die Studierenden stand bei diesem Projekt im Vordergrund, dass die Schüler/-innen die Methode Planspiel kennenlernen und sie als eine sinnvolle Alternative zum an Pflegeschulen immer noch dominierenden Frontalunterricht wahrnehmen. Sie sollten Spaß haben, sich ausprobieren können und die Chance nutzen, im Spiel auch einmal in eine andere berufsspezifische Rolle zu schlüpfen. Sie sollten dadurch auch ihr berufliches Selbstverständnis und ihre Handlungskompetenzen weiter ausbauen und verbessern.

9.4 Szenario

Das Szenario wurde auf der Grundlage der ermittelten Schlüsselprobleme der Lernenden entwickelt. Besonders wichtig war hierbei, möglichst nah an der Praxiswirklichkeit der Pflegeschüler/-innen zu bleiben, um so eine möglichst hohe Motivation bei den Teilnehmer/-innen des Planspiels zu erwirken, da sie sich mit der dargestellten Problemlage identifizieren konnten. Sie sollten sich selbst darin wiederfinden, aber auch dazu angeregt werden, über ihren eigenen Tellerrand hinaus zu denken. Die Problemlagen der Altenpflege und das damit verbundene Konfliktpotenzial, das bis in die einzelnen Pflegeteams hineinwirkt, sind hinreichend bekannt. Niemand, der im Bereich der Altenpflege tätig ist, kommt an den unauflöslichen Widersprüchen der Pflegepraxis vorbei, die gekennzeichnet sind von den Bemühungen der Pflegenden, ihrer beruflichen Verantwortung nachzukommen, während sich dies durch die gesetzten ökonomischen Rahmenbedingungen eines rein marktwirtschaftlich geprägten Gesundheits- und Pflegesystems als nahezu unmöglich erweist. Bei der Entwicklung des Szenarios kam es den Studierenden darauf an, dass die Lernenden Aushandlungsprozesse üben, zu argumentieren lernen und dabei üben, die Perspektive anderer beruflicher Akteure einzunehmen.

Zum Szenario: Fachkräftemangel hausgemacht? – Haus Abendsonne

Das Pflegeheim »Haus Abendsonne« bildet seit Jahren angehende Altenpfleger/-innen aus. In den letzten zwei Jahren konnten sie keine der frisch examinierten Fachkräfte an sich binden. Von den drei Absolvent/-innen des letzten Jahres lehnte eine Auszubildende das Übernahmeangebot ab, weil sie sich eine andere berufliche Alternative gesucht hatte. Die Pflege sei »nicht ihr Ding«. Die anderen beiden angehenden Fachkräfte äußerten im Gespräch mit der Pflegedienstleitung, dass sie hier in ihrer Ausbildung so wenig Unterstützung erhalten haben, dass sie auf keinen Fall bleiben werden. Sie haben sich in anderen Häusern beworben und wurden sofort angenommen.

Als die Pflegedienstleitung genauer nachfragte, was denn das heißen sollte, berichteten die Auszubildenden über ihre Erlebnisse der letzten drei Jahre. Sie hatten nie oder nur sehr selten mit ihrer Praxisanleitung zusammengearbeitet. Die war ihnen auch keine Hilfe bei der Bearbeitung von schulischen Lernaufgaben, die sie in den Praxiseinsätzen erledigen mussten. Sie hatten vielmehr das Gefühl, dass ihr Ausbildungsstand und ihr Ausbildungsauftrag auf ihren Wohnbereichen gar nicht bekannt war. Sie sollten nur möglichst viele Bewohner/-innen in möglichst kurzer Zeit versorgen. Es fiel das Wort »Waschstraße«. Ihre Bemühungen, ressourcenorientiert und aktivierend zu pflegen, waren bei vielen Fachkräften auf heftigen Widerstand gestoßen. Sie hörten immer wieder das Argument: »Das haben wir hier schon immer so gemacht«, wenn sie anhand ihres in der Theorie erworbenen Wissens Vorschläge gemacht hatten, wie man etwas hätte besser machen können. Die Fachkräfte gaben ihnen oft auch Aufgaben, mit denen sie sich überfordert fühlten, weil das noch nicht ihrem Ausbildungsstand entsprach. Außerdem wurden sie häufig für Kleinigkeiten zurechtgewiesen, wie zum Beispiel, dass sie vergessen hätten, die Kaffeetassen abzuwaschen. Selbst in ihrer anstrengenden Prüfungsvorbereitungszeit ist es immer wieder vorgekommen, dass sie ihren eigenen Pflegebereich und noch einen großen Anteil des Bereiches der Fachkraft versorgen mussten, weil diese sich unter fadenscheinigen Gründen an den Computer im Dienstzimmer zurückgezogen hat. In solchen Diensten mussten sie bis zu 15 Bewohner/-innen allein versorgen. Nein, wer seine Auszubildenden wie Arbeitssklaven behandelt, muss sich nicht wundern, wenn diese dort nicht bleiben wollen.

Die Pflegedienstleitung ist alarmiert. Sie hat nicht gewusst, wie dramatisch die Situation ihrer Auszubildenden ist. Es wird immer schwerer, gut ausgebildetes Fachpersonal zu finden. Das Haus »Abendsonne« kann es sich nicht leisten die Schüler/-innen, die es ausgebildet hat, zu verlieren. Seit Jahren will die Pflegedienstleitung ein Ausbildungskonzept entwickeln. Die Prozesse und Abläufe der praktischen Ausbildung müssen unbedingt optimiert werden.

An der Entwicklung dieses Ausbildungskonzepts sollen unterschiedliche Akteur/-innen mitwirken, sodass die verschiedenen Bedürfnisse Berücksichtigung finden: Pflegekräfte, Auszubildende, Praxisanleiter/-innen und Wohnbereichsleiter/-innen sollen sich Gedanken machen, wie die Situation der Auszubildenden verbessert werden kann. Dabei soll jede Gruppe ihre eigenen Interessen berücksichtigen und konkrete und machbare Lösungsvorschläge erarbeiten, die sie anschließend der Heim- und Pflegedienstleitung präsentieren sollen. Dazu wird es notwendig sein, dass die verschiedenen Gruppen miteinander diskutieren und verhandeln. Noch vor der Präsentation soll eine Einigung unter den Gruppen im Hinblick auf die Machbarkeit und Sinnhaftigkeit der Lösungsvorschläge stattgefunden haben. Bei der Präsentation stellen die Vertreter/-innen der Gruppen ihre Arbeitsergebnisse vor, mit denen sich möglichst auch die anderen Gruppen identifizieren können.

Folgende Rollenprofile wurden entwickelt:

Praxisanleiter/-innen, Auszubildende, Wohnbereichsleiter/-innen und Fachkräfte haben jeweils eine eigene Rollenbeschreibung, die auf die unterschiedlichen Bedürfnisse und Gegebenheiten eingeht und diese herausstellt. Im Folgenden sind diese Rollenbeschreibungen dargestellt.

9.5   Rollenbeschreibung: Auszubildende

Sie sind Auszubildende im Pflegeheim »Abendsonne« in diesem Planspiel. Sie arbeiten auf unterschiedlichen Wohnbereichen. Da Sie häufig Kontakt miteinander haben, wissen Sie, dass die Situation der Auszubildenden auf allen Wohnbereichen ähnlich problematisch ist. Die von den Examensschüler/-innen beschriebene Situation deckt sich mit Ihren Erfahrungen.

Dass die Pflegedienstleitung ein Ausbildungskonzept erstellen will, um die Ausbildung im Haus verbindlich zu regeln, finden Sie gut. Sie sind froh, dass die Pflegedienstleitung auf die Beschwerden der Examensschüler/-innen reagiert hat. Sie freuen sich auch, dass Sie nach eigenen Lösungsvorschlägen gefragt werden, denn Sie wissen schließlich am besten, was sich ändern muss. Sie haben aber auch Zweifel daran, dass sich durch so ein Konzept irgendetwas für Sie verändern wird. Sie haben Ihre Probleme schon oft bei allen Akteuren, mit denen Sie sich jetzt einigen sollen, angesprochen. Warum sollten die plötzlich ein Interesse daran haben, dass sich die Situation der Auszubildenden verbessert?

Ihre Aufgabe sehen Sie vor allem darin, dass Sie während der praktischen Einsätze im Pflegeheim das notwendige praktische Wissen erwerben, um nach Ihrem Examen als Fachkraft arbeiten zu können. Ihren Hauptauftrag sehen Sie also vor allem darin, das Ausbildungsziel zu erreichen und nicht etwa in dem Auffangen von Personalengpässen. Sie wollen auch nicht von Ihren Kolleg/-innen ausgenutzt werden und wünschen sich eine faire Arbeitseinteilung. Sie sind der Meinung, dass Ihnen regelmäßige Praxisanleitung zusteht und dass man Ihnen auch während der Praxisphasen Lernzeit gewähren muss, in der Sie nicht Bewohner/-innen versorgen, sondern Ihre schriftlichen Lernaufgaben der Schule bearbeiten können. Ihnen ist es wichtig, dass Sie einen festen Ansprechpartner haben, der Sie unterstützt und der Ihre Ausbildungsinhalte kennt. Sie möchten, dass Ihre Praxisanleitung Praxisbesuche der Lehrer/-innen begleitet und mit Ihnen auswertet. Sie finden, dass die Praxisanleitungen ihre Aufgaben kaum wahrnehmen können. Sie arbeiten oft in der entgegengesetzten Schicht oder sind Schichtleitung an Tagen, wo Sie gemeinsam Dienst haben. Hier sehen Sie die Wohnbereichsleitung in der Verantwortung, die die Dienstpläne schreibt und das nicht berücksichtigt. Die Praxisanleiter/-innen sagen auch manchmal, dass sie so viel zusätzliche Arbeit mit den Auszubildenden haben und das in ihrer normalen Arbeitszeit erledigen sollen. Überstunden werden ihnen dafür nicht angerechnet. Das können Sie gut verstehen, hilft Ihnen aber leider nicht weiter. Die anderen Fachkräfte sagen: »Du hast doch einen Praxisanleiter!«, wenn Sie Fragen haben. Sie haben das Gefühl, dass die sich überhaupt nicht dafür zuständig fühlen, dass Sie Ihre Ausbildung gut beenden können. Die sagen immer nur, dass es bei ihnen auch nicht anders war. Sie sollen sich nicht so anstellen. Lehrjahre sind keine Herrenjahre.

Sie möchten, dass sich Ihre Lage verbessert, machen sich aber Sorgen, was passiert, wenn Sie Ihre Rechte einfordern. Eine Auszubildende hat ein Zimmer im Wohnheim, für zwei Auszubildende hängt der Aufenthaltsstatus in Deutschland vom Ausbildungsplatz ab.

9.6 Rollenbeschreibung: Wohnbereichsleitung

Sie sind die Gruppe der Wohnbereichsleiter/-innen des Pflegeheimes »Abendsonne« in diesem Planspiel. Sie arbeiten auf unterschiedlichen Wohnbereichen. Da Sie regelmäßig miteinander im Gespräch sind, wissen Sie, dass die Situation der Auszubildenden auf allen Wohnbereichen ähnlich problematisch ist.

Ihre Aufgabe sehen Sie vor allem darin, Ihren Wohnbereich so zu führen, dass sichergestellt ist, dass die Bedürfnisse der Bewohner/-innen, der Mitarbeiter/-innen und der Heimleitung in Einklang gebracht werden. Sie versuchen also täglich, Unmögliches möglich zu machen, sind immer nah an der Überforderung, aber mit großem persönlichen Einsatz dabei.

Natürlich wissen Sie, dass Sie auch die Aufgabe haben, auf Ihrem Wohnbereich ein Umfeld zu schaffen, in dem Schüler/-innen sinnvoll angeleitet und ausgebildet werden. Sie sind dafür verantwortlich, die Dienstpläne der Mitarbeiter/-innen zu schreiben. Die Vorgaben dafür erhalten Sie von der Pflegedienstleitung, die den Dienstplan auch erst genehmigen muss, bevor er frei gegeben wird. Sie können also nicht frei entscheiden.

Die PDL teilt Ihnen auf Anfrage mit, wann sich die Schüler/-innen in der Praxis befinden, einen Schulblock oder Urlaub haben. Für die Anleitung der Auszubildenden steht den Praxisanleiter/-innen keine zusätzliche Dienstzeit zur Verfügung. Sie können zwar so planen, dass Anleiter/-in und Schüler/-in zusammen Dienst haben, aber da es in der Regel nur eine Fachkraft pro Schicht gibt, ist die Anleitung dann gleichzeitig Schichtleitung und kann sich nicht um den Auszubildenden kümmern. Auch die Schüler/-innen dürfen Sie nicht zusätzlich planen, sondern als vollwertige Kraft wie Pflegehelfer/-innen.

Sie verstehen, dass es so schwer ist, die Aufgaben der Ausbildung zu erfüllen. Sie denken aber, dass es nicht unmöglich ist, denn die Schüler/-innen können immer jemanden fragen und auch Sie sind als Ansprechpartner/-in vor Ort. Jede Fachkraft vom Team müsste in der Lage sein, einem Schüler etwas zu zeigen. Sie beobachten aber auch, dass es einige Pflegefachkräfte gibt, die das nicht gern tun. Die auch kein Verständnis für die Anliegen der Schüler/-innen zu haben scheinen oder sie »ungeliebte« Arbeiten erledigen lassen. Das dulden Sie nicht. Sie denken, alle sollten sich dafür verantwortlich fühlen, dass die Schüler/-innen in ihrer Ausbildung möglichst viel lernen und am Ende gute und handlungsfähige Fachkräfte sind. Denn die Schüler/-innen von heute sind die Kolleg/-innen von morgen.

9.7 Rollenbeschreibung: Praxisanleitung

Sie sind die Gruppe der Praxisanleiter/-innen des Pflegeheimes »Abendsonne« in diesem Planspiel. Sie arbeiten auf unterschiedlichen Wohnbereichen. Da Sie häufig Kontakt miteinander haben, wissen Sie, dass die Situation der Auszubildenden auf allen Wohnbereichen ähnlich problematisch ist. Die von den Examensschüler/-innen beschriebene Situation deckt sich zum großen Teil mit Ihren eigenen Erfahrungen.

Dass es jetzt feste Regelungen für die Ausbildung geben soll, finden Sie gut. Das haben Sie bereits mehrmals vorgeschlagen, es wurde aber nie umgesetzt. Sie sind froh, dass die Pflegedienstleitung auf die Beschwerden der Examensschüler/-innen reagiert hat. Dass die Schüler/-innen eine gute praktische Ausbildung erhalten und danach dem Haus erhalten bleiben, liegt Ihnen sehr am Herzen. Sie haben aber auch Zweifel daran, dass sich irgendetwas ändern wird. Sie haben Ihre Probleme schon oft bei allen Akteuren, mit denen Sie sich jetzt einigen sollen, angesprochen. Warum sollten die plötzlich ein Interesse daran haben, dass sich die Situation der Auszubildenden verbessert?

Ihre Aufgabe sehen Sie vor allem darin, der Hauptansprechpartner der Auszubildenden für die Belange der praktischen Ausbildung zu sein. Sie tragen die Verantwortung für das Erreichen der praktischen Ausbildungsziele der Schüler/-innen. In Ihrer Funktion benötigen Sie die notwendigen zeitlichen Freiräume, um die Schüler/-innen anzuleiten, sie in ihrer Tätigkeit zu beobachten und zu beraten. Ihr Problem ist, dass Sie in dieser Funktion nicht weisungsbefugt sind. Sie arbeiten als ganz normale Pflegefachkraft im Schichtdienst nach einem Dienstplan, auf den Sie nur wenig Einfluss haben. Sie erhalten keine Freiräume für die Anleitung der Schüler/-innen. Sie sind nicht mehr bereit, dafür Ihre Freizeit zu opfern.

Von den Praxisbegleitungsterminen, an denen eine Lehrkraft der Schule ins Pflegeheim kommt, um die Schüler/-innen zu prüfen, erfahren Sie oft gar nicht oder viel zu spät. Dementsprechend können Sie die Auszubildenden nicht darauf vorbereiten. Sie haben auch mehrmals schon bei der Wohnbereichsleitung angesprochen, dass Sie dabei sein wollen, aber immer kam etwas dazwischen. Sie haben den Eindruck, dass bisher niemand im Haus die Situation der Auszubildenden und ihr Anrecht auf Unterstützung wirklich ernst nimmt. Immer wenn Sie das Thema angesprochen haben, antworteten die Kolleg/-innen, die Schüler/-innen sollen sich nicht so anstellen. Sie müssten alle einspringen. Und in ihrer Ausbildung sei es damals auch nicht besser gewesen. Sie ärgern sich regelmäßig über Ihre Kolleg/-innen, die sich überhaupt nicht für die Anleitung der Schüler/-innen zuständig fühlen, auch dann nicht, wenn Sie nicht da sind. Wenn Sie das angesprochen haben, haben Sie immer nur die Antwort bekommen. »Das ist dein Job. Du bekommst das bezahlt.« Sie erhalten 50 Euro brutto monatlich zusätzlich zu Ihrer sonstigen Vergütung für die Übernahme der Praxisanleitung.

Es wundert Sie nicht, dass die Auszubildenden nach dem Examen nicht bleiben wollen. Andererseits ärgern Sie sich auch oft über Ihre Schüler/-innen, die alles mit sich machen lassen und statt selbst aktiv zu werden darauf warten, dass jemand kommt und ihre Interessen durchsetzt. Sie wünschen sich von Ihren Schüler/-innen, dass diese begreifen, dass sie auch selbst Verantwortung für Ihre Ausbildung tragen.

9.8   Rollenbeschreibung: Pflegefachkräfte

 Sie sind die Gruppe der Pflegefachkräfte des Pflegeheimes »Abendsonne« in diesem Planspiel. Sie arbeiten auf unterschiedlichen Wohnbereichen. Da Sie in den Pausen und nach Schichtende häufig zusammenstehen und reden, kennen Sie die Situation der Auszubildenden auf den verschiedenen Wohnbereichen. Die von den Examensschüler/-innen beschriebene Situation sehen Sie allerdings etwas anders.

Die Auszubildenden auf Ihrer Station arbeiten ähnlich wie Pflegehelfer/-innen. Sie erhalten eine Gruppe von Bewohner/-innen, die sie eigenständig versorgen. Im Bedarfsfall können sich die Schüler/-innen allerdings immer an Sie wenden, wenn es Fragen oder Probleme gibt. Aber in erster Linie ist dafür die Praxisanleitung verantwortlich. Die Schüler/-innen erleben Sie unterschiedlich. Manche sind langsam, halten sich ewig an einem Bewohner auf und wollen Ihre guten Ratschläge, wie es schneller gehen könnte, nicht hören. Andere sind sehr darum bemüht, ihr Arbeitspensum zu schaffen und widersprechen auch nicht, wenn Sie ihnen Aufträge geben. Diese Schüler/-innen kennen ihre Rolle und wissen, dass Sie berechtigt sind, ihnen Weisungen zu erteilen. Mit diesen Auszubildenden haben Sie in der Regel weniger Probleme als mit der ersten Gruppe, die Ihnen, wie es scheint, immer sagen wollen, wie man richtig pflegt, da sie es in der Schule so gelernt haben. Nach Ihrer Erfahrung sind es in der Regel die Schüler/-innen der ersten Gruppe, die über Probleme mit der Ausbildung im Haus klagen. Wenn die nicht lernen, dass Pflege nicht nach Lehrbuch stattfindet, werden sie immer und überall Probleme haben. Bei denen mangelt es oft auch am nötigen Respekt Ihnen gegenüber. Sie machen Ihren Job schließlich schon lange und müssen sich von einem Anfänger nichts sagen lassen. Wenn Sie denen etwas zeigen sollen, lachen sie Sie womöglich noch aus oder stellen Sie als schlechte Fachkraft bloß, nur weil Sie etwas nicht »lehrbuchkonform« tun. Wenn diese Schüler/-innen nach der Ausbildung das Haus verlassen, sollten eigentlich alle froh sein. Denn Querulanten und Besserwisser haben Sie schon genug.

Sie verstehen nicht, warum Sie sich Gedanken um die Ausbildung der Schüler/-innen machen sollen. Sie sehen Ihre Aufgabe vor allem darin, die Bewohner/-innen qualitätsgerecht zu versorgen und zu betreuen und den Stationsablauf so zu koordinieren, dass alle anfallenden Tätigkeiten möglichst schnell und reibungslos erledigt werden können. Natürlich sind Sie auch mal bereit, einem Auszubildenden etwas zu zeigen oder zu erklären. Aber die An-leitung und die Umsetzung der Richtlinien der praktischen Ausbildung ist Aufgabe der Praxisanleiter/-innen, nicht Ihre. Sie bekommen dafür schließlich auch 50 Euro mehr als Sie im Monat und durften ein ganzes Jahr immer mal wieder für eine ganze Woche zur Weiterbildung gehen, während Sie hier gear-beitet haben. Sie kennen den Ausbildungsstand der Schüler/-innen nicht und wenn Sie denen was Falsches zeigen, fällt das nachher auf Sie zurück. Am Ende zweifeln die anderen noch an Ihrer Fachkompetenz. Das wollen Sie auf jeden Fall verhindern.

Prinzipiell sehen auch Sie die Notwendigkeit, die Ausbildung anders zu re-geln, damit die Schüler/-innen auch wirklich etwas lernen. Sie sind aber auf keinen Fall bereit dazu, noch mehr zu arbeiten, damit sich jetzt Praxisanlei-ter/-innen und Schüler/-innen ständig aus dem normalen Stationsbetrieb aus-klinken können. Es ist Ihnen sehr wichtig, darauf aufmerksam zu machen, dass Sie bei Neuerungen oft die Leidtragenden waren, wenn andere entlastet wurden, deren Arbeit Sie mitmachen mussten. Sie streben auf jeden Fall eine gerechte Lösung an.

9.9   Besonderheiten

Das Planspiel ist für eine Berufsfachschule für Altenpflege und für Auszubilden-de zur Altenpflegerin bzw. zum Altenpfleger ausgelegt und greift typische Pro-bleme auf, die in diesem Setting auftreten. Das im vorigen Kapitel dargestellte Szenario wurde von mehreren Auszubildenden als sehr wahrscheinlich beschrie-ben.

Interessant ist in diesem Rollenspiel der schwelende Konflikt zwischen den Praxisanleiter/-innen und den Fachkräften in Bezug auf die Zuständigkeit für An-leitungen. Und das, obwohl es gerade bei Personal- und Fachkräftemangel sinn-voll wäre, wenn alle im Betrieb tätigen Mitarbeiter/-innen einen sorgsamen Um-gang mit den Auszubildenden auf allen Ebenen führen würden, um diese nach deren Ausbildung weiter im Betrieb zu wissen.

Um das Planspiel »Fachkräftemangel hausgemacht – Haus Abendsonne« durch die Spielleitung zu steuern, wurden während der Konzeption mehrere Ereigniskarten entworfen. Diese Ereignisse können beliebig von der Spielleitung eingebracht werden. Ziel dieser Ereignisse ist es, bei schleppenden Spielphasen oder bei auftretenden »Sackgassen«, an denen die Spielteilnehmer/-innen stehen und scheinbar das Spiel am Ende ist, das Spielgeschehen wieder in Gang zu brin-gen oder neue Denkanstöße zu geben.

Hierfür müssen auf die jeweilige Spielsituation und Akteur/-innen passende Ereignisse und Szenarien erstellt werden. Eine Auswahl möglicher Ereignisse für das Planspiel »Fachkräftemangel hausgemacht – Haus Abendsonne« wird im Folgenden aufgelistet. Diese Aufzählung erhebt nicht den Anspruch auf Vollständigkeit. Zudem kann diese durch eigene Ideen ergänzt werden.

 Ereigniskarten

Ereigniskarte # 1:

Der von Ihrer Gruppe erarbeitete Vorschlag stößt auf Widerstand bei der Pflegedienstleitung. Die Einführung des Ausbildungskonzepts darf keinen zusätzlichen Personalbedarf verursachen. Alle Stellen, die mit den Kostenträgern verhandelt wurden, sind bereits besetzt. Erarbeiten Sie einen anderen Lösungsvorschlag!

Ereigniskarte # 2:

Der Heimleiter legt sein Veto ein. Er fürchtet, dass durch Ihre Vorschläge die Kosten für das Personal steigen werden. Überlegen Sie, welche Lösungsvorschläge Sie ändern oder streichen müssen!

Ereigniskarte # 3:

Der Leiter der Berufsfachschule für Altenpflege hat sich beim Heimleiter erkundigt, warum die Praxisanleiter/-innen des Hauses nie zum Quartalstreffen der Praxisanleiter/-innen in die Schule kommen. Überlegen Sie, wem Sie welchen Lösungsvorschlag machen sollten, um das künftig zu ermöglichen!

Ereigniskarte # 4:

Eine Lehrerin der Berufsfachschule kündigt sich zum Praxisbesuch an, sie will nach dem Besuch ein Gespräch bei der Wohnbereichsleitung führen. Es geht um eine Note »ungenügend« (Termin ist schon vereinbart).

Ereigniskarte # 5:

Eine Schülerin der Einrichtung will gerne die Praxisstelle wechseln.

Ereigniskarte # 6:

Ab sofort werden die Auszubildenden bei Krankheitsausfall als »Springer« in allen Wohnbereichen eingesetzt.

Ereigniskarte # 7:

Eine Auszubildende hat sich bei der Schule beschwert, dass sie zwischen zwei Theoriewochen am Wochenende einspringen musste. Die Arbeitsstunden wurden nicht angerechnet, denn »es ist ja Schule«.

Ereigniskarte # 8:

Eine Auszubildende ist gestern durch die praktische Prüfung gefallen. Sie sitzt weinend im Flur und erzählt Ihrer Gruppe, dass Sie schuld sind. Sie haben ihr keine freien Tage vor der Prüfung gewährt, obwohl ihr das zugestanden hätte. Überlegen Sie, mit welchen Regelungen Sie das künftig sicherstellen können!

Ereigniskarte # 9:

Im Pflegeheim wurde ein Beschwerdemanagement für Mitarbeiter/-innen eingeführt. Bei der Auswertung der Mitarbeiterbefragung ist aufgefallen, dass sich mehrere Auszubildende anonym darüber beschweren, dass sie Arbeiten erledigen müssen, die nicht ihrem Ausbildungsstand entsprechen. Überlegen Sie, mit welchen Lösungsvorschlägen Sie sicherstellen können, dass das nicht mehr unbemerkt vorkommt.

Ereigniskarte # 10:

Eine Kollegin eines anderen Wohnbereiches kommt in der Pause zu Ihnen und erzählt, sie hätte gehört, dass die Auszubildenden künftig nur noch von Montag bis Freitag und nur im Frühdienst arbeiten sollen. Das sei die Idee der Praxisanleiter/-innen gewesen und die arbeiten deshalb natürlich auch nur noch so.

Ereigniskarte # 11:

Die Heimleitung/Spielleitung will von Ihnen einen aktuellen Lagebericht zum Projekt.

Ereigniskarte # 12:

In einem Zeitungsartikel ist zu lesen, dass die Auszubildenden in einem Pflegeheim im Nachbarlandkreis viel besser betreut werden, da dort ein innovatives Ausbildungskonzept besteht.

> **Ereigniskarte # 13:**
>
> Die Schüler/-innen des Hauses erzählen, dass sie ab sofort und jederzeit von allen Fachkräften angeleitet werden müssen. Diese sollen ab sofort an drei Wochenenden pro Monat arbeiten anstatt wie bisher an zwei.

9.10   Stolpersteine und Herausforderungen

Während der Konzeption und der Durchführung des Planspiels »Fachkräftemangel hausgemacht – Haus Abendsonne« mussten mögliche Stolpersteine berücksichtigt werden. Einige der möglichen Hindernisse, welche zu bedenken waren, sollen hier vorgebracht werden. Schon bei der Planung kann sich eine Schwierigkeit ergeben. Da bei Planspielen meist mehrere Disziplinen vereint und somit ein multidimensionales Problem behandelt wird, arbeiten ggf. auch mehrere Lehrkräfte/Dozent/-innen an der Erstellung und Planung des Planspiels mit. Hier kann es eine Herausforderung sein, die einzelnen Konzeptionsschritte abzusprechen und zu koordinieren. Eine nachvollziehbare und sinnvolle Aufgabenverteilung spielt hier eine herausragende Rolle. Unter Umständen kann es sinnvoll sein, die Erstellung des Planspiels einer Person zuzuteilen, welche dann die Leitung des Projekts Planspiel erhält. Der Kommunikations- und Koordinationsaufwand darf hier auf gar keinen Fall unterschätzt werden. Ein weiterer, nicht zu unterschätzender Faktor ist die erforderliche Zeit zum einen für die Planung des Planspiels aufgrund der enormen Materialmenge, die es zu erstellen und vorzubereiten gilt, und zum anderen für die Durchführung selbst. Um eine gewisse Dynamik ins Spiel zu bringen, und dabei aber den Anspruch einer realistischen Problemsituation zu gewährleisten, sollten für das Planspiel mehrere Stunden (mindestens 6 Schulstunden) oder besser noch mehrere Tage eingeplant werden.

Zudem kann es sinnvoll sein, nach der Erstellung des Planspiels einen theoretischen Probelauf durchzuführen bzw. das Planspiel unbeteiligten Kolleginnen und Kollegen vorzustellen. Dieser Pretest soll unter anderem eine Überforderung der Spielteilnehmerinnen und -teilnehmer ausschließen, sowie mögliche fehlende Inhalte oder Logikfehler vermeiden bzw. aufdecken.

Auch während des Planspiels selbst kann es zu mehreren »Stolpersteinen« kommen. Dies beginnt schon damit, dass am Tag des Planspiels die aktuellen Versionen der erstellten Dokumente gedruckt und verwendet werden müssen. Bei der enormen Materialmenge kann es hier schnell unübersichtlich werden. Ebenso ist bei der geplanten Gruppeneinteilung darauf zu achten, dass das geplante Planspiel auch bei geringerer Teilnehmerzahl als gedacht stattfinden kann. Hier müssen dann ggf. am Tag des Planspiels Anpassungen vorgenommen und eine alternative Methode zur Gruppenteilung überlegt werden. Wenn dies gewährleistet ist, sollte auch die Zuteilung der einzelnen Räume für die jeweiligen Gruppen bedacht werden, da hier ein erheblicher Ressourcenbedarf besteht. Es sollte für jede Rolle im Planspiel ein eigener Raum zur Verfügung stehen, in dem sich die jeweilige Gruppe in Ruhe beraten und eine entsprechende Strategie entwickeln kann. Wichtig ist auch, dass bei von der Norm abweichenden Pausenzeiten die geplanten Pausen in Form eines Tagesablaufes für die Schüler/-innen sichtbar sind. Dies erspart etwaige Diskussionen.

Während der Bearbeitung des Planspiels ist es außerordentlich wichtig, dass die Teilnehmer/-innen in ihren vorgegebenen Rollen bleiben. Nur wenn dies gewährleistet ist, können die von der Spielleitung geplanten Probleme von den einzelnen Akteur/-innen auch als solche wahrgenommen werden. Hier benötigen die Teilnehmer/-innen ggf. auch während der einzelnen Spielrunden von der Spielleitung ein entsprechendes Coaching. Im Spielverlauf muss steuernd durch individuell erstellte Ereigniskarten eingegriffen werden.

9.11 Fazit

Zu den großen Vorteilen, die der Einsatz von Planspielen in der Pflegeausbildung hat, zählt, dass mit dieser Methode verschiedene Kompetenzbereiche angesprochen und gefördert werden. Für angehende Pflegefachkräfte sind Fähigkeiten wie Teamfähigkeit, die Bereitschaft Entscheidungen zu treffen, Verantwortung zu übernehmen, sich in die Lage Anderer hinein versetzen zu können, flexibel und kreativ zu sein sowie Kommunikationsfähigkeiten essentiell wichtige Schlüsselqualifikationen. Der Einsatz von Planspielen in der Pflegeausbildung ist auch vor dem Hintergrund der Tatsache zu begrüßen, dass Pflege immer auch ein interaktives Beziehungsgeschehen ist, welches vielfältiges Konfliktpotenzial in sich birgt. Durch die Methode des Planspiels wird neben dem inhaltlichen auch ein beziehungsbezogenes Lernen angesprochen (vgl. Reich 2007). Das wurde in der Durchführung des Planspiels »Fachkräftemangel hausgemacht – Haus Abendsonne« besonders deutlich. Wichtig war es, dies in der anschließenden Reflexion gemeinsam mit den Lernenden zu thematisieren. Sie sollten ihren persönlichen Lernzuwachs verbalisieren, welcher einen erneuten Anlass zum gegenseitigen Austausch bot.

Während der Durchführung des Planspiels hat sich gezeigt, dass das Austauschen von verschiedenen Argumenten ohne weiteres möglich war, aber das lösungsorientierte Denken erst dann erfolgte, wenn Kompromisse ausgehandelt werden mussten. Dazu war in der Phase der Gesprächsvorbereitung in den einzelnen Gruppen noch bevor sie aufeinander trafen, ein Coaching durch die Studierenden notwendig, da es den Auszubildenden ohne diese Denkanstöße nicht gelang, sich in die Gedankenwelt der anderen Rolle hineinzudenken. Das war eine wichtige Erkenntnis für die Studierenden. Als angehende Pflegepädagog/-innen gilt es also, ein besonderes Augenmerk auf die Entwicklung der Fähigkeiten zum Perspektivenwechsel bei Lernenden zu richten. Pflegefachkräfte sind in ihrer beruflichen Tätigkeit ständig mit unterschiedlichen Anspruchsgruppen konfrontiert. Durch den Einsatz der Methode Planspiel während der Ausbildung wird das bereichsübergreifende und interdisziplinäre Denken und Handeln der Lernenden gefördert (vgl. Beck 2007).

Ein Planspiel eignet sich aus Sicht der Studierenden insbesondere für Themenfelder, die Konfliktpotenziale in sich tragen und komplexe Problemlagen haben, die schwierige Entscheidungen bedingen. Im Spiel werden auch mögliche Folgen selbst getroffener Entscheidungen deutlich. Die berufliche Pflege ist ein hochkomplexes Handlungsfeld, in dem Entscheidungen mitunter existenzielle Folgen für die Betroffenen haben. Das kann in Planspielen gut simuliert werden, ohne dass tatsächliche Folgen der Handlungen zu befürchten sind.

Die Studierenden haben das Planspiel als eine sehr praxisbezogene Methode erlebt, auf die sich die Lernenden vielleicht auch deshalb sehr bereitwillig und motiviert einlassen konnten. Es zeigte sich, dass hierbei für die Lernenden eine Verbindung zwischen Handeln und Lernen tatsächlich erfahrbar wurde. Ein weiterer Vorteil ist auch, dass alle Lernenden in das Spiel miteinbezogen werden, wobei die Methode gute Möglichkeiten der Binnendifferenzierung bietet. Im Gegensatz zu traditionellen Unterrichtsmethoden können hier zugleich sowohl besonders begabte und leistungsstarke Schüler gefördert werden, als auch langsamere Lernende zu ihren Erfolgserlebnissen gelangen (vgl. Beck 2007). Dies ist besonders für Berufsfachschulen der Altenpflege von Bedeutung, die sich durch eine sehr heterogene Schülerstruktur auszeichnen. Hier bestehen teilweise große Unterschiede hinsichtlich Alter, Herkunft und Bildungsbiographien der Altenpflegeschüler/-innen. Die Studierenden haben das bei der Gruppeneinteilung zu ihrem Planspiel berücksichtigt, was sich im Nachhinein als hilfreich zum Erreichen der Lernziele erwiesen hat.

Wenn es darum geht, die möglichen Nachteile dieser Methode zu analysieren, so liegen diese vor allem im organisatorischen Bereich. Die Entwicklung, Organisation und Durchführung eines Planspiels sind mit einem hohen Einsatz zeitlicher und personeller Ressourcen verbunden. Hinzu kommt, dass die einzelnen Gruppen, die im Planspiel die Rollen annehmen, in unterschiedlichen Räumen arbeiten müssen, was entsprechende räumliche Ressourcen an den Pflegeschulen voraussetzt. Diese Kritikpunkte wurden auch im Interview von der Klassenleiterin der Planspielgruppe der Studierenden benannt. Es wurde hier zwar ein großes Interesse an der dauerhaften Einführung der Methode in der Pflegeschule bekundet, aber die dafür erforderlichen zeitlichen, personellen und räumlichen Ressourcen mit Skepsis und Sorge erwähnt. Wie ist das umsetzbar, dass mehrere Lehrkräfte gleichzeitig über mehrere Unterrichtseinheiten hinweg für nur eine Klasse zur Verfügung stehen? Außerdem erwähnte sie den Aspekt, dass eine Leistungsbeurteilung der Lernenden im Rahmen eines Planspiels nur schwer zu leisten sei. Wie soll die Lehrkraft den Lernzuwachs der Lernenden in den einzelnen Kompetenzbereichen bewerten? Anders als bei den sonst üblichen Verfahren im herkömmlichen Unterricht gelingt das beim Planspiel nicht mit diesen Methoden.

Als eine Herausforderung erwies sich während der Durchführung des Planspiels »Fachkräftemangel hausgemacht – Haus Abendsonne« die Tatsache, dass die Lernenden außerhalb ihrer Rollen im Planspiel alle selbst Auszubildende in einem Pflegeheim waren. Hier kam es zu einer Vermischung von Fiktion und Wirklichkeit. Während der Spielphasen zeigte sich, dass auch bei den Spieler/-innen der anderen Rollen die Interessen der Auszubildenden im Vordergrund standen. Obwohl die Rollenbeschreibungen die Haltungen und Positionen der einzelnen Rollen beschrieben haben, verließen die Spieler/-innen diese zum Teil, weil der Wunsch nach einer Lösung ihrer realen Probleme eine hohe Kompromissbereitschaft zugunsten der Rolle der Auszubildenden auslöste. Durch das Einbringen von Ereigniskarten gelang es den Spielleiter/-innen, die Spielenden in ihre Rollen zurückzubringen, indem sie die unangenehmen Konsequenzen dieser Kompromisse für die jeweilige Rolle simulierten. Dies wurde in der Abschlussreflexion besprochen, wobei auch hier wieder der Wunsch der Lernenden deutlich wurde, eine tatsächliche Lösung bzw. eine einsetzbare Handlungsanleitung zur Lösung ihrer realen Probleme zu erhalten. So war es hier wichtig, neben den Chancen auch noch einmal die Grenzen eines Planspiels zu verdeutlichen, das bei aller Realitätsnähe eine Simulation bleibt.

Insgesamt sind die Studierenden aber der Meinung, dass die Methode Planspiel trotz des ressourcenintensiven Aufwandes bei der Planung, Entwicklung und Durchführung mehr Chancen als Nachteile in sich trägt, insbesondere für die Pflegeausbildung. Welche Methode bietet sonst so vielfältige Lernmöglichkeiten, die zudem noch einen Theorie-Praxistransfer ermöglicht? Gerade vor dem Hintergrund der generalistischen Pflegeausbildung bieten Planspiele Lernenden die Möglichkeit, sich Szenarien anzunähern, die sie nicht tagtäglich in ihrer Pflegewirklichkeit erleben, die aber dennoch ein berufstypisches Handlungsfeld abbilden. Die hierfür erforderlichen Fähigkeiten müssen in einem geschützten Rahmen, in dem die Situation möglichst nah an der Realität simuliert wird, eingeübt werden. Hier wird das Planspiel zum Analyse- und Gestaltungswerkzeug für das Erleben und Handeln der Auszubildenden.

Literatur

Darmann-Finck I (2010) Interaktion im Pflegeunterricht – Begründungslinien der interaktionistischen Pflegedidaktik. Frankfurt am Main: Peter Lang GmbH:
Gesetz zur Reform der Pflegeberufe (Pflegeberufereformgesetz – PflBRefG) (2017) (https://www.bgbl.de, Zugriff am 19.01.2019)
Klippert H (2016) Planspiele. München: Beltz
Reich K (Hrsg.) (2007): Methodenpool (http://methodenpool.uni-koeln.de Zugriff am 19.01.2019)

10 Planspiel: Süchtige Mitarbeiter im Pflegeteam – Umgang und Konflikte

Unter Mitarbeit von B. Dill, P. Gläser, J. Gobbers & F. Liebrecht

10.1 Ausgangssituation

Die Berufsfachschulen sind in Bayern laut Art. 11 Bay EUG verpflichtet, den Lernenden berufliche und allgemeinbildende Lerninhalte, unter Berücksichtigung der Anforderungen hinsichtlich der Berufsausbildung anzueignen. Dabei wird die Planspielmethode im Rahmen des Faches Sozialkunde als erforderlich angesehen. Daher muss jede Berufsschule, welche Sozialkunde als Unterrichtsfach anbietet, diese Methode durchführen. Neben diesen Bestimmungen kann die Anwendung dieser Methode die Lernenden in ihrer Handlungskompetenz fördern, da alle Kompetenzbereiche angesprochen werden, sodass eine Anwendung außerhalb des Faches als sinnvoll betrachtet werden kann.

Im beruflichen Geschehen sind die komplexen Zusammenhänge der verschiedenen Berufsgruppen oft nicht ersichtlich. Es werden primär nur die direkt beteiligten Berufsgruppen wahrgenommen und mit der eigenen Thematik in Verbindung gebracht. Da das Planspiel jedoch den Versuch unternimmt, komplexe Alltagswirklichkeit – und somit auch die Komplexität der Institution Krankenhaus nachzubilden – ist hier die Möglichkeit gegeben, alle direkt und indirekt am Geschehen beteiligten Berufsgruppen mit in das Planspiel einzubinden. Somit erhält der Lernende einen Einblick in die Interessen aller beteiligten Berufsgruppen. Komprimiert und auf einen Blick.

Im weiteren Verlauf des Planspiels müssen die Lernenden nun ihre eigene Rolle im Prozess erkennen und sich entsprechend etablieren. Um mit anderen Berufsgruppen zielgerichtet zusammenzuarbeiten, müssen hier erste Sinnzusammenhänge erkannt und beachtet werden. Gegenseitiger Informationsaustausch sowie das Finden von Gemeinsamkeiten bilden die Grundlage für interdisziplinäre Zusammenarbeit. Diese Grundlagen können im Rahmen des Planspiels gebildet und eingeübt werden.

10.2 Lernfeld

Das Thema des Planspiels findet sich im Lernfeld 4 – Menschen mit Störungen der persönlichen Wahrnehmung pflegen – wieder. Das zentrale Thema, worauf sich das Planspiel hierbei fokussiert, ist »Sucht«. Das Lernfeld befindet sich laut Lehrplanrichtlinien im zweiten Lehrjahr der Ausbildung Gesundheits- und Krankenpflege, wurde aber aus organisatorischen Gründen zu Beginn des dritten Ausbildungsjahres unterrichtet.

10.3 Bedingungsanalyse

Die Lernenden befinden sich zum Zeitpunkt des Planspiels im 3. Ausbildungsjahr an einer BFS in München. Insgesamt sind 19 Lernende in dem Kurs. 11 davon studieren in dem Studiengang Pflege-Dual. Alle Lernenden hatten bis dahin ihren Einsatz in einem psychiatrischen Praxisfeld.

Die Lehrenden

Die Lehrenden studieren in dem Fachbereich »Pflegepädagogik« an der KSH in München und befinden sich im 7. Semester. Durch die vorangegangenen Semester konnten die Lehrenden viel Erfahrung in der Unterrichtsgestaltung und -durchführung sammeln. Dieses Wissen können sie in der Planung und Erstellung des Planspiels einbeziehen. Die Lehrenden arbeiten neben dem Studium an pflegerischen Bildungseinrichtungen und sind den Umgang mit Lernenden gewohnt. Für das Planspiel stehen insgesamt vier Räume zur Verfügung, wobei ein Raum als »Planspielbüro« genutzt wird.

10.4 Szenario

Nach dem ersten Gespräch mit dem stellvertretenden Schulleiter haben sich die Lehrenden darauf geeinigt, das Lernfeld 4 – Menschen mit Störungen der psychischen Wahrnehmung pflegen – zu thematisieren. Durch Befragungen der Lernenden mittels Fragebogen und Brainstorming verdichtete sich die Thematik auf das Krankheitsbild »Sucht«.

> Das Szenario spielt auf einer orthopädischen Station in einer privaten Sport- und Unfallklinik. Bei der monatlichen Kontrolle der Betäubungsmittel durch den Pflegedienstleiter fällt auf, dass eine Oxycodon 20-mg-Tablette in der Medikamentenpackung fehlt. In dem Planspiel treten insgesamt sechs Rollen auf: Der Pflegedienstleiter (Günther Watzlaw), welcher erst seit kurzem diese Führungsposition innehat. Des Weiteren eine Gesundheits- und Krankenpfle-

geschülerin (Lara Sandmann). Sie befindet sich im dritten Ausbildungsjahr, ist aber dennoch in ihrer Art schüchtern und zurückhaltend. Außerdem gibt es zwei Gesundheits- und Krankenpflegerinnen (Monika Gärtner und Roswitha Maier). Frau Maier hat einen diagnostizierten Bandscheibenvorfall und nimmt seitdem ab und an Betäubungsmittel zu sich, um weiterhin arbeiten zu können. Frau Gärtner arbeitet schon sehr lange auf der Station und ist eine gute und loyale Freundin von Frau Maier. Bei der fünften Rolle handelt es sich um einen Patienten (Benedikt Müller). Herr Müller befindet sich aufgrund einer komplizierten Unterarmfraktur infolge eines Sturzes unter Drogeneinfluss auf Station. Die letzte Rolle ist eine Person aus dem betrieblichen Gesundheitsmanagement (Klaus Börnig). Herr Börnig hat jahrelang auf der Station gearbeitet und ist jetzt für die Gesundheitsförderung der Mitarbeiter zuständig.

Die private Unfall- und Sportklinik in Westermühle mit insgesamt vier Stationen (Chirurgie, Orthopädie, Sportmedizin und Rehabilition) und einem OP-Bereich wird von PD Dr. Faber geleitet. Die Klinik hat eine Kooperation mit der Berufsfachschule für Gesundheits- und Krankenpflege »Rosa Luxemburg« (20 Kilometer entfernt). Jede Station ist für 20 Patienten ausgelegt. Die Privatklinik ist wirtschaftlich bestens aufgestellt und es herrscht ein gutes Arbeitsklima. Auf den jeweiligen Stationen sind abwechselnd bis zu max. drei Schüler/-innen (1.-3. Ausbildungsjahr) eingeteilt und aufgrund der geringen Stationsgrößen gibt es keine Stationsleitungen. Die organisatorische und personale Planung der Stationen wird durch den Pflegedienstleiter Hr. Watzlaw koordiniert.

Auf der orthopädischen Station »Z3« arbeiten zurzeit insgesamt 12 Gesundheits- und Krankenpfleger/-innen bei 14 Planstellen und zwei Auszubildenden. Die vorherrschenden Krankheitsbilder der Patienten beziehen sich auf typisch orthopädische Erkrankungen. Hier arbeiten die beiden Gesundheits- und Krankenpflegerinnen Roswita Maier und Monika Gärtner, die sehr gut befreundet sind und seit sieben Jahren zusammen auf der Station arbeiten. Die Gesundheits- und Krankenpflegeschülerin Lara Sandmann ist zurzeit dort eingesetzt. Sie befindet sich derzeit im 3. Ausbildungsjahr und ist seit einer Woche auf Station. Sie fühlt sich im Pflegeteam unwohl und nicht ernst genommen. Bei Frau Maier wurde ein leichter Bandscheibenvorfall festgestellt, jedoch arbeitet sie ohne Auszeit weiter auf Station. Hr. Börnig, Verantwortlicher für das betriebliche Gesundheitsmanagement und Suchtbeauftragter, ist darüber informiert und versucht die Arbeitsbedingungen für Frau Maier zu verbessern.

Hr. Watzlaw kommt zum monatlichen BTM-Kontrollgang auf die Station Z3. An diesem Tag haben die Gesundheits- und Krankenpflegerinnen Frau Maier und Frau Gärtner sowie die Gesundheits- und Krankenpflegeschülerin Lara Sandmann zusammen Spätdienst. Die Schülerin kümmert sich gerade um den Patienten Benedikt Müller.

Folgende Rollenprofile wurden entwickelt

- Klaus Börnig, Leiter Betriebliches Gesundheitsmanagement
- Benedikt Müller, Einzelhandelskaufmann, Patient
- Günther Watzlaw, Pflegedienstleitung
- Monika Gärtner, Gesundheits- und Krankenpflegerin
- Lara Sandmann, Gesundheits- und Krankenpflegeauszubildende im 3. Ausbildungsjahr
- Roswitha Maier, Gesundheits- und Krankenpflegerin

10.5 Rollenbeschreibung: Klaus Börnig

Steckbrief Klaus Börnig

- Sie sind zuständig für die Gesundheit der Mitarbeiter.
- Sie sind verdrossen aufgrund Ihrer Tätigkeit.
- Sie sind sehr auf Ihr persönliches Umfeld fixiert.

Sie sind Herr Klaus Börnig (58) und arbeiten schon lange in dem unfallchirurgischen Privatklinikum Westermühle. Sie sind geschieden und leben aktuell mit Ihrer neuen Freundin zusammen. Sie haben einen Sohn, den Sie gerne öfters sehen würden. Angestellt wurden Sie als Gesundheits- und Krankenpfleger und arbeiteten über 20 Jahre auf der orthopädischen Station Z3. Zunehmende Knieprobleme mit mehreren Operationen hatten zur Folge, dass Sie nicht weiter im normalen Stationsalltag arbeiten konnten. Erst übernahmen Sie die Funktion des Suchtbeauftragten und arbeiteten nur noch in Teilzeit mit Ihren Kollegen zusammen. Nach der letzten Operation wurde durch den betriebsärztlichen Dienst festgestellt, dass Sie nicht weiter der auf Station arbeiten sollten. Der Klinikumsvorstand entschied zusammen mit dem Betriebsrat, dass Sie bis zur Rente im Betrieblichen Gesundheitsmanagement als Leitung arbeiten könnten. Widerwillig, da Sie Ihre Kollegen sehr gern haben und lieber weiter mit diesen zusammenarbeiten wollten, nahmen Sie die Stelle an. In den Pausenzeiten sind Sie oft auf Ihrer alten Station zu Besuch. Der Arbeitgeber zahlte Ihnen die nötigen Weiter- und Fortbildungen. Mittlerweile sind Sie seit einem Jahr versetzt. Ihr Enthusiasmus für die neuen Aufgaben ist gedämpft. Oftmals fehlt Ihnen das nötige Wissen und die Kreativität, aber auch die Mittel (personell u. finanziell), um nachhaltig Projekte umzusetzen und zu implementieren.

Sie sind gerade auf der Station Z3, um die Ausstattung auf rückenschonende Produkte zu überprüfen.

Beziehungen zu den anderen Rollen:

Hr. Watzlaw – Vorgesetzter (per »Sie«), angespanntes Verhältnis

Fr. Gärtner – frühere Arbeitskollegin (per »Du«), zeitweise privater und guter Kontakt,

Fr. Maier – frühere Arbeitskollegin (per »Du«), kein privater Kontakt, gutes Verhältnis

Fr. Sandmann – neutrales Verhältnis, hält wenig von der heutigen Ausbildung, per »Du«

Hr. Müller – kein Kontakt, kennen sich nicht, per »Sie«

10.6 Rollenbeschreibung: Benedikt Müller

Steckbrief Benedikt Müller

- Sie haben Schmerzen nach Anlage eines Fixateur externa am Unterarm.
- Sie sind emotional gereizt, haben Angst vor Stigmatisierung.
- Sie haben bisher Cannabinoide missbräuchlich verwendet, möchten jetzt aber »clean« werden.
- Sie streiten die Betäubungsmittelgabe ab.

Sie, Herr Müller, sind 32 Jahre alt und ledig und arbeiten als Einzelhandelskaufmann. Bei einem Sturz unter Drogenkonsum zogen Sie sich eine komplizierte Unterarmfraktur zu, welche operativ mit einem Fixateur externa versorgt werden musste. Mittlerweile ist der zweite postoperative Tag und es geht ihnen den Umständen entsprechend gut. Die Schmerzen plagen Sie und werden auch nach Gabe von Medikamenten nur gering besser. Normalerweise gehen sie ihrem Job gewissenhaft nach. Sie gelten auch in ihrer Nachbarschaft als hilfsbereit und engagieren sich ehrenamtlich in einem Kinderheim. Diese Tätigkeit ist für Sie eine Herzensangelegenheit, da Sie selber die Hälfte ihrer Kindheit in einem Kinderheim verbrachten und auch heute noch ein schwieriges Verhältnis zu ihrer Mutter haben. Um von den stressigen Tagen im Einzelhandel herunterzukommen, rauchen Sie des Öfteren in den Abendstunden einen Joint. In der Notaufnahme wurde bei Ihnen ein Drogenscreening durchgeführt und Cannabinoide nachgewiesen. Seitdem haben Sie das Gefühl, als drogenabhängig abgestempelt zu werden. Die Blicke der Mitarbeiter sind Ihnen des Öfteren aufgefallen. Durch die jetzige Situation ist Ihnen bewusst geworden, dass Drogen nur Ärger bringen und Sie nehmen sich vor, den Konsum von nun an zu unterlassen.

Sie werden auf Station verächtlich angeschaut und als Junkie abgestempelt, ihr sonst so sauberes Image droht in Mitleidenschaft zu geraten. Dieses ist Ihnen wichtig und da würden Sie auch wirklich dafür kämpfen. Sie werden gerade von der Schülerin Lara Sandmann bei der Körperpflege unterstützt, als plötzlich Unruhe aufkommt.

Beziehungen zu den anderen Rollen:

Fr. Gärtner – Gesundheits- und Krankenpflegerin, per »Sie«, angespanntes Verhältnis

Fr. Maier – Gesundheits- und Krankenpflegerin, per »Sie«, neutrales Verhältnis, wirkt sehr kurz angebunden in Gesprächen, strahlt Nervosität aus

Fr. Sandmann – Auszubildende, per »Sie«, freundlich und zuvorkommend

Hr. Watzlaw – Pflegedienstleitung, kennen sich nicht

Hr. Börnig – Betriebliches Gesundheitsmanagement, kennen sich nicht

10.7 Rollenbeschreibung: Günther Watzlaw

Steckbrief Günther Watzlaw

- Dies ist Ihre erste Führungsaufgabe, daher fühlen Sie sich teilweise unsicher bei Entscheidungen.
- Sie haben Veränderungswille, sehen Pflege als »Profession«.
- Sie sind gewissenhaft bei der Arbeit.
- Sie tragen viel Verantwortung, manchmal fühlen Sie sich überfordert.
- Sie wollen hoch hinaus!

Sie sind Herr Günther Watzlaw, sind 32 Jahre alt und kommen ursprünglich aus Berlin. Mit ihrer Frau sind Sie vor 1,5 Jahren umgezogen, um als Pflegedienstleitung in einem kleinen Krankenhaus zu arbeiten. Eigentlich würden Sie ja gerne wieder in Ihrer Heimat zurückziehen, um dort als Pflegedirektor in Ihrem damaligen Lehrkrankenhaus zu arbeiten. Sie sehen jedoch diese Tätigkeit als nötige Erfahrung, um dieses Ziel irgendwann zu erreichen. Trotzdem erledigen Sie Ihre Aufgaben zuverlässig und bringen viele neue Impulse in das Krankenhaus ein. Dies erfordert jedoch auch viel Kommunikation und betriebspolitische Arbeit. Nicht alle Pflegekräfte finden, dass Sie die Sache richtig angehen. Vor allem stört manche Ihre wenige Berufserfahrung. Sie haben nach dem Abitur Pflege Dual (Berufsausbildung + Studium) studiert.

Während dieser Zeit bemerkten Sie, dass Sie gerne die »versteinerten« Strukturen im Krankenhaus aufbrechen möchten, um dadurch eine bessere und menschlichere Patientenversorgung zu erreichen. Daher studierten Sie im Anschluss noch Pflegemanagement im Fernstudium. Währenddessen arbeiteten Sie in Teilzeit auf einer chirurgischen Intensivstation. Nach dem zweiten Bachelor-Abschluss machte Sie berufsbegleitend noch einen Master im Bereich Gesundheitsmanagement. Direkt nach dem Abschluss bewarben Sie sich bei besagtem Klinikum und wurden eingestellt.

Ihr Arbeitstag war bis jetzt sehr anstrengend. Am Morgen war eine lange Besprechung mit dem Vorstand über die Zufriedenheit der Mitarbeiter, die häufig über schlechte Arbeitsbedingungen klagen. Thema war auch die negative Berichterstattung in der Lokalpresse über den Pflegemangel und dessen Auswirkung auf Patienten, wobei Ihr Klinikum nicht namentlich erwähnt wurden. Am Nachmittag bemerken Sie beim Blick auf Ihre To-Do-Liste, dass die monatliche BTM-Kontrolle überfällig ist.

Beziehungen zu den anderen Rollen:

Frau Gärtner – Mitarbeiterin, wichtige Ansprechperson für Probleme auf Station, per »Sie«

Frau Maier – Mitarbeiterin, gibt viel für die Station, wertschätzend sonst neutral, per »Sie«

Fr. Sandmann – Schülerin, Nachwuchs ist sehr wichtig, wenig Kontakt mit Schule, per »Sie«

Hr. Börnig – Kollege, per »Sie«, Wertschätzung aufgrund Erfahrung, jedoch meist untätig

Hr. Müller – Patient, Ihnen ist die Meinung/Rückmeldung von Patienten sehr wichtig, kennen sich nicht, per »Sie«

10.8 Rollenbeschreibung: Monika Gärtner

Steckbrief Monika Gärtner

- Sie sind eine loyale Freundin von Fr. Maier.
- Man kennt Sie als die »gute Seele« der Station.
- Sie sind eine langjährige, loyale Mitarbeiterin.
- Sie sehen sich selbst als Führungsperson im Team.

 Sie sind Monika Gärtner, 44 Jahre alt, arbeiten als Krankenpflegerin auf der Station Z3. Sind sind seit drei Jahren geschieden und konzentrieren sich seitdem mehr auf die Arbeit. Hier auf Station Z3 sind Sie als die »gute Seele« bekannt. Sie haben immer ein offenes Ohr für ihre Kollegen. Ihre Stellung innerhalb der Station erkennen Sie klar als ein Teil vom Ganzen. Sie sind fürsorglich, pflichtbewusst und loyal. In Abwesenheit von Hr. Watzlaw leiten Sie daher die Belange im Stationsteam.

Mit zunehmender Besorgnis beobachten Sie, wie sich Fr. Maier trotz ihrem Bandscheibenvorfall täglich zur Arbeit begibt. Fr. Maier selbst schildert des Öfteren, dass ihr die Medikamente an manchen Tagen nicht ausreichen, und sie zunehmend unter Rückenschmerzen leidet. Auf ihre Situation hin angesprochen, wie sie denn das alles meistert, antwortet Fr. Maier kurz: »Irgendwie klappt alles.«.

Gegen Ende einer Schicht bemerken Sie immer die zunehmende Unruhe von Fr. Maier. Sie rutscht am Stuhl hin und her, wirkt nervös. Auf die Frage, ob alles in Ordnung sei, bekommen Sie nur ein kurzes Nicken von Fr. Maier.

Sie arbeiten im Spätdienst mit Frau Maier und der Schülerin L. Sandmann. Es war im Frühdienst viel los, daher arbeiten Sie gerade noch einiges nach. Die Schülerin haben Sie mit Ihrer Kollegin mitgeschickt, da die aufgrund ihrer Rückenprobleme mehr Unterstützung braucht. Hr. Watzlaw kommt auf Station, um die BTM's zu zählen. Sie sagen erst, dass Sie ihn nicht hätten, dann fällt Ihnen aber ein, dass Frau Maier Ihnen den Schlüssel vor einer Stunde gegeben hatte und überreichen diesen der PBL.

Beziehungen zu den anderen Rollen:

Fr. Maier – sehr gute Freundin, per »Du«, hohes Vertrauen und Loyalität, private Aktivitäten

Hr. Watzlaw – Vorgesetzter, zu wenig präsent, per »Sie«, sonst neutral

Hr. Börnig – alter Kollege, verstehen sich gut, per »Du«, ab und zu auch private Aktivitäten

L. Sandmann – gute Schülerin, könnte mehr übernehmen, per »Sie«, persönlich neutrales Verhältnis

Hr. Müller – Patient, noch nicht betreut, verurteilen seinen Drogen-Konsum

10.9   Rollenbeschreibung: Lara Sandmann

Steckbrief Lara Sandmann

- Sie haben ein eher zurückhaltendes und schüchternes Wesen.
- Sie fallen durch eine eher passive Verhaltensweise auf.

- Sie sind im Team nicht integriert.
- Sie hegen den Wunsch nach Akzeptanz und Unterstützung von Seites des Teams.
- Sie wünschen sich eine gute Patientenversorgung.

 Sie, Lara Sandmann, 19 Jahre, befinden sich im dritten Ausbildungsjahr Ihrer Gesundheits- und Krankenpflegeausbildung an der Rosa-Luxemburg-Berufsfachschule für Krankenpflege. Sie wohnen in der Nähe der Privatklinik Westermühle. Dort sind Sie seit einer Woche auf einer orthopädischen Station eingesetzt. Zuvor freuten Sie sich sehr auf diesen Einsatz. Sie sind begeistert von dem Fachgebiet und haben große Freude an der Wundbehandlung. Von Ihrem Wesen her sind Sie freundlich, ruhig und zurückhaltend. Sie benötigen Zeit, sich in einem neuen Team einzufinden. Sobald sie Ihre anfängliche Schüchternheit überwunden haben, wurden Sie bisher in jedem Team als motivierte, engagierte, einfühlsame und freundliche Person wahrgenommen. In diesem Team haben Sie allerdings das Gefühl, ausgegrenzt zu werden. Die meisten Kollegen verhalten sich Ihnen gegenüber abweisend und distanziert. Sie geben ihnen das Gefühl, Sie seien nicht willkommen. Sie werden meistens der Pflegerin Frau Maier zugeteilt, welche vor kurzem einen Bandscheibenvorfall erlitt, um diese zu entlasten. Das Verhältnis zwischen Ihnen beiden ist relativ gut.

Sie haben heute Spätdienst und Fr. Gärtner hat Sie beauftragt, Frau Maier zu helfen. Diese hat Sie beauftragt, die Pflege der Patienten zu übernehmen, aus dem Frühdienst wäre noch Arbeit übergeblieben. Frau Maier kümmert sich um die Verordnungen und die Ausgabe der Medikamente, da dies »eine Aufgabe für Examinierte« ist. Sie sind gerade bei der Versorgung bei Hr. Müller als Hr. Watzlaw auf Station kommt.

Beziehungen zu den anderen Rollen:

Fr. Gärtner – Arbeitskollegin, per »Du«, distanziertes Verhältnis

Fr. Maier – Arbeitskollegin, per »Du«, freundlich zu Ihnen, traut Ihnen einiges zu, fehlende Unterstützung

Hr. Watzlaw – Pflegedienstleitung/Vorgesetzter, per »Sie«, Autoritätsperson

Hr. Börnig – Betriebliches Gesundheitsmanagement, per »Sie«, bisher keine Berührungspunkte

Hr. Müller – Patient, per »Sie«, gutes Verhältnis, ist freundlich zu Ihnen, klagt des Öfteren über Schmerzen, positives Drogenscreening stellt kein Problem für Sie dar.

10.10 Rollenbeschreibung: Roswitha Maier

Steckbrief Roswitha Maier

- Sie haben Schmerzen aufgrund eines Bandscheibenvorfalls.
- Sie haben missbräuchlich Oxycodon eingenommen.
- Sie rechtfertigen diesen Missbrauch mit ihrer Leistungsfähigkeit.
- Sie würden den Oxycodon-Missbrauch nur im Ausnahmefall zugeben.

Sie sind Fr. Maier, 46 Jahre, und arbeiten in einem mittelgroßen Krankenhaus auf einer unfall-chirurgischen Station. Sie sind eine langjährige, treue und verantwortungsbewusste Mitarbeiterin. Auf privater Ebene sind sie glücklich mit ihrem Mann verheiratet und haben zwei Kinder, welche schon beide aus dem Hause sind.

Seit längerer Zeit leiden Sie unter zunehmenden Rückenschmerzen. Vor kurzem wurde ein Bandscheibenvorfall diagnostiziert. Aufgrund Ihrer hohen Hilfsbereitschaft und Loyalität gegenüber den Kollegen und Patienten, erscheinen Sie trotzdem zum Dienst. Dabei beklagen Sie sich jedoch immer wieder über die schlechte Ausstattung an rückenschonenden Arbeitsmitteln auf Station. Dafür erhalten Sie Zuspruch von ihren Kollegen. Hr. Watzlaw und Frau Gärtner sind von Ihrer Einsatzbereitschaft begeistert.

Da die Schmerzen über die Zeit zunehmen, reichen Ihnen die vom Arzt verschriebenen Medikamente nicht mehr. Daher greifen Sie immer häufiger zum BTM-Schrank, obwohl Sie wissen, dass dies arbeitsrechtliche Konsequenzen nach sich ziehen kann.

Sie sind auf Station als Hr. Watzlaw zur BTM-Kontrolle kommt. Zu Beginn des Dienstes haben Sie sich eine Oxycodon-Tablette genommen, jedoch vergessen, diese auf einen Patienten auszutragen. Sie überlegen, wie Sie die Situation lösen können. Dabei fällt ihn Hr. Müller ein, der ein positives Drogenscreening bei seiner Aufnahme hatte.

Beziehungen zu den anderen Rollen:

Fr. Gärtner – gute Freundin, per »Du«, unternehmen öfters privat etwas, gutes Vertrauensverhältnis

L. Sandmann – aktuell Ihnen zugeteilt, per »Du«, Sie finden sie manchmal etwas langsam

Hr. Watzlaw – Vorgesetzter, per »Sie«, neutrale Einstellung, will manchmal zu viel verändern

Hr. Börnig – ehemaliger Kollege, per »Du«, neutrales Verhältnis, kümmert sich zu wenig um Ihre Rückenprobleme

Hr. Müller – Patient, neutrales Verhältnis, jammert zu viel, nutzen ihn, um an seine Schmerzmittel zu kommen

10.11 Besonderheiten

Die Planspielleiter sehen verschiedene Besonderheiten an diesem Planspiel. Als erstes soll hier das Thema angeführt werden. Die Lernenden müssen sich aufgrund der Auseinandersetzung mit dem suchtkranken Kollegen intensiv mit dem Krankheitsbild auseinandersetzen. In den gängigen Lehrbüchern der Pflegeschüler finden sich nur wenige Informationen zur korrekten Betreuung. Ebenso hat nicht jeder Auszubildende die Möglichkeit, während seiner Ausbildung auf einer Suchtstation zu arbeiten. Im klinischen Alltag wird die Erkrankung meist ausgeklammert und sich insofern damit beschäftigt, das auf die Medikation des Patienten geachtet wird bzw. bei Entzugserscheinungen das entsprechende Suchtmittel substituiert wird. Da sich der Vorfall jedoch im Team abspielt und die Ausgangssituation die Teilnehmer zum Handeln zwingt, müssen sich die Teilnehmer in vollem Umfang diesem Thema widmen. Es gilt das auf Grund hoher Belastung »zerbrechliche« Teamgefüge vor der Implosion zu schützen.

Eine weitere Besonderheit ist, dass die Planspielleiter die Möglichkeit haben. einen hohen Grad der Differenzierung für die Gruppe zu gestalten. Für die Rolle der Schülerin und des Patienten wird nur wenig Fachwissen (speziell zum Thema) benötigt. Jedoch erfahren diese beiden eine Ohnmacht, da sie oft aus dem eigentlichen Geschehen exkludiert werden. Diese Schilderungen sind hilfreich für die zukünftige Antizipation möglichen Erlebens dieser Personengruppen innerhalb des Teams bzw. des Stationsgefüges. Pflegedienstleiter und Suchtbeauftragter (Betriebliches Gesundheitsmanagement) haben eine hohe Verantwortung gegenüber dem suchterkrankten Mitarbeiter, aber auch gegenüber der Organisation und dem übrigen Personal. Entscheidungen können nachhaltig das Image der Klinik, die Zufriedenheit der Mitarbeiter oder die persönliche Zukunft der Rolle beeinflussen. Leistungsstarke und kommunikative Lernende können hier speziell gefördert werden. Dies bedarf anschließend einer gezielten Rückmeldung.

Zum Abschluss soll noch genannt werden, dass je nach Bedarf das Planspiel an verschiedenen Punkten ansetzen kann. Hauptthema kann wie bei den Autoren genannt, der Umgang mit der Problemsituation: »Verschwundenes Medikament/suchterkrankter Mitarbeiter« sein. Aber ebenso bieten sich Überlegungen an, wie die Wiedereingliederung eines erkrankten Mitarbeiters oder die Integrationen eines Schülers in das Team.

Als Ziel der Nachbesprechung des Planspiels hatten die Lehrenden zum einen die Lernenden aus ihren Rollen zu holen. Weiterhin sollte reflektiert werden, in welchem Bereich der Kompetenzzugewinn der Lernenden lag. Damit die Lernenden sich bei der Reflexion von ihrer Rolle verabschieden, sollten sie in die Meta-Ebene gehen. Die einzelnen Schritte und Gespräche wurden noch einmal besprochen. Dazu sollten die verschiedenen Emotionen, die während des Spiels aufkamen, verbalisiert werden. Auf der praktischen Ebene wurden die Zielsetzungen aus dem Beginn des Planspiels aufgegriffen. Es fanden konkrete Überlegung durch die Teilnehmer statt, warum manche Ziele nicht erreicht wurden und welche Handlungsalternativen noch zur Verfügung gestanden hätten.

Um die Methode Planspiel mit der Gruppe auszuwerten, wählten die Lehrenden die Zielscheiben-Methode. Dabei war es für die Planspielleiter vor allem von Interesse, in welchen Bereichen die Lernenden ihren größten Kompetenzgewinn sahen. Die Lernenden sollten den Kompetenzbereich auswählen, bei dem sie den größten Kompetenzzugewinn vermuteten und anschließend bewerten, wie stark dieser war (▶ Abb. 10.1).

Das Ergebnis zeigt, dass die Lernenden im Gesamten einen mittleren bis starken Kompetenzzugewinn bei der Sozialkompetenz, Methodenkompetenz und Personalkompetenz bei sich sahen. Die Fachkompetenz wurde bei diesem Format des Planspiels nur wenig gefördert. Das Ergebnis wurde im Voraus durch die Lehrenden schon in einem solchen Maße antizipiert.

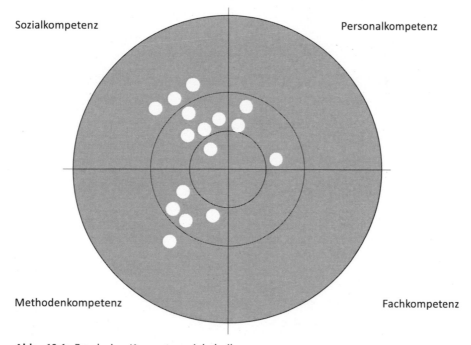

Abb. 10.1: Ergebnis – Kompetenzzielscheibe

Ereigniskarten

Ereigniskarte # 1:

Ein Zeitungsartikel, der das Verschwinden von Betäubungsmittel an dem Klinikum öffentlich macht.

Ereigniskarte # 2:

Die Situation, dass die Gesundheits- und Krankenpflegeschülerin beobachtet, wie Frau Maier die Medikamente für die Patient/-innen stellt und etwas in ihrer Kitteltasche verschwinden lässt

Ereigniskarte # 3:

Streit zwischen Frau Maier und Herrn Müller, da Frau Maier ihm die Schmerzmittelgabe verweigert.

 # 10.12 Stolpersteine und Herausforderungen

Bevor die inhaltlichen Aspekte des Planspiels thematisiert werden, soll vorab auf die Zusammenarbeit der Planspielgruppe eingegangen werden. Die Betreuung einer solchen Schülerkohorte bindet Ressourcen. Die Gespräche müssen beobachtet und protokolliert werden. Die sich nicht im Gespräch befindlichen Gruppen benötigen Betreuung und Beaufsichtigung. Gesprächswünsche müssen aufgenommen und die Interaktionen geplant werden. Eine direkte und nahe Absprache zwischen den Planspielleitern ist daher wichtig, damit das Planspiel auch zielführend verläuft.

Rollenauslastung

Für die einzelnen Rollen muss im Nachhinein eine unterschiedliche Auslastung konstatiert werden. Während Schülerin und Patient nur wenige Interaktionen aufweisen, nichts desto trotz wichtig für die Lösung des Problems sind, sind andere Akteure nur mit kurzen Unterbrechungen nahezu dauerhaft im Planspielbüro. Bei den weniger aktiven Rollen entwickelt sich Langeweile und das Planspiel wird in seiner Sinnhaftigkeit hinterfragt. Bei der Beschreibung der Rollen muss darauf geachtet werden, dass keine widersprüchlichen Sachverhalte wiedergegeben werden.

Requisiten

Da für die Überführung der suchterkrankten Mitarbeiterin Beweise gesucht werden müssen, sind Unterlagen zu empfehlen. Für die handelnden Akteure sollte nachvollziehbar sein, wann welches Medikament gegeben wurde, ob evtl. Änderungen erfolgt sind usw. Zudem trägt die Nutzung von »Requisiten« der Herstellung einer reelleren Simulation bei.

Zeitlicher Rahmen

Für die Auswertung des Planspiels wird viel Zeit benötigt. Eine Mittagspause ist dafür kaum ausreichend, wie die Planspielleiter in Erfahrung bringen konnten. Bei der Masse an einzelnen Interaktionen ist es schwer, den korrekten Ablauf zu rekonstruieren und auf Schlüsselmomente genau einzugehen.

10.13 Fazit

Die Planspielmethode sollte für jede Berufsfachschule interessant sein, wenn es darum geht, Wissen attraktiv, spielend, aber auch herausfordernd zu vermitteln. Die Lernenden können mit dieser Methode einen Blick über den »Tellerrand« wagen und lernen, welche beruflichen Schwerpunkte in ihrer späteren beruflichen Praxis auftreten können. Das Hauptziel der Pflegeausbildung ist die Herausbildung und Förderung der Handlungskompetenz. Mit einem Planspiel können alle Kompetenzbereiche abgebildet und gefördert werden. Im Hinblick auf die generalistische Ausbildung in der Pflege ist diese Methode somit sehr empfehlenswert, denn damit können die verschiedenen Versorgungssektoren besser veranschaulicht und nachvollzogen werden. Die Auszubildenden haben ein weiteres Arbeitsfeld als bisher und müssen innerhalb der theoretischen Ausbildung auf die kommenden Herausforderungen vorbereitet werden. Mit der Planspielmethode können die Lernenden übergreifendes Verständnis hinsichtlich der Gemeinsamkeiten und Unterschiede erfahren, wovon sie nachhaltig profitieren werden. Die Komplexität wird vereinfacht veranschaulicht und sie können in einem geschützten Rahmen an die Thematik herangeführt werden. In unserem durchgeführten Planspiel sind viele Ergänzungen und Erweiterungen möglich. Beispielsweise könnte das Thema zusätzlich in den theoretischen Ausbildungsbereich »Recht und Verwaltung« mit einbezogen werden, wenn es um Abmahnungen bzw. Ermahnungen geht.

11 Evaluation der Planspiele

Zur Evaluation des Planspiels wurde ein Fragebogen sowohl für die Teilnehmer (Schüler und Studierende PD: N = 132) sowie für die durchführende Studierendengruppe der Pflegepädagogen im 7. Semester (N = 25) erstellt (► Abb. 11.1). Außerdem wurden acht leitfadengestützte Interviews mit den Verantwortlichen vor Ort durchgeführt.

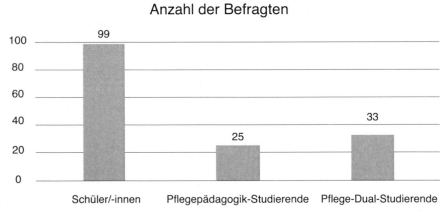

Abb. 11.1: Anzahl der Befragten

Im Folgenden werden zuerst die Ergebnisse der Interviews vorgestellt, gefolgt von der quantitativen Auswertung der Fragebögen, getrennt nach den beiden Gruppen Teilnehmende und Durchführende.

Ergebnisse der Interviews

Der Schwerpunkt der Interviews wurde durch folgende Fragen wie folgt gesetzt:

1. Wie haben Sie den Prozess hinsichtlich der Erstellung und Durchführung des Planspiels erlebt?
2. Würden Sie das Planspiel nochmals durchführen?
3. Was sind aus Ihrer Sicht die Vor- und Nachteile dieser Methode?
4. Wie schätzen Sie ein Planspiel als Bewertungsinstrument ein?

Zu 1.: Insgesamt wurde der Prozess von Beginn bis zum Ende als positiv erlebt. Die Studierenden bekamen von allen Projektpartnern durchweg positive Rückmeldungen, insbesondere dafür, dass das Planspiel an die Bedürfnisse der Schule bzw. HS angepasst wurde. Der Informationsfluss war gut und klar strukturiert. Die Termine wurden eingehalten. Den Studierenden wurde eine hohe Verlässlichkeit attestiert. Dazu folgende Äußerungen:

> »… es hat Spaß gemacht bei der Erstellung zuzusehen und die Zwischenergebnisse […] zu diskutieren« (I6) bzw.
> »…, dass sie eine hochkomplexe Methode ist. Dass ich sie gern selber machen möchte und […] ich jetzt schon mit unserer Praktikantin überlegt habe, ob die nicht die Bachelorarbeit zur Methode Planspiel schreibt.« (I3)

Zu 2.: Fünf der acht Projektpartner könnten sich vorstellen, die Methode in der Schule zu etablieren. Ein Projektpartner würde die Schule bzw. das Kollegium noch mehr in die Planung miteinbeziehen, ein weiterer Partner sprach sich gegen die Methode auf Grund von fehlenden Ressourcen aus.

> »… was ich bedauere, ist, dass wir das Planspiel so ja nicht nochmal bei uns wiederholen können, […] das […] ist der Wermutstropfen an dem Ganzen, aber dafür sind wir einfach nicht personell nicht gut genug aufgestellt, das wird nicht gehen.«(I7)
> »… prinzipiell finde ich das Planspiel eine gute Sache und […] [man] muss […] halt dann gewählt aussuchen, wo es nochmal sinnvoll ist.« (I5)

Zu 3.: Die Vorteile auf Seiten der Lehrenden und Lernenden, die die Interviewpartner genannt haben, sind in Tab. 11.1 zusammengestellt.

Tab. 11.1: Vorteile der Methode Planspiel aus Sicht der Lehrenden und Lernenden

Vorteile aus Sicht der Lehrenden	Vorteile aus Sicht der Lernenden
Kennenlernen einer komplexen Methode	Hoher Praxisbezug
Modellhafte Abbildung der beruflichen Wirklichkeit	Übungsmöglichkeit in einem sicheren Raum
Methode zur Praxisreflexion	Möglichkeit für einen Perspektivenwechsel
Handlungsorientierte Methode	Spaß beim Lernen
Deutlicher Kompetenzzuwachs auf Seiten der Lernenden	Gestaltungsmöglichkeiten erfahren
Guter Theorie-Praxis-Transfer möglich	Gute Vorbereitung auf Herausforderungen der beruflichen Praxis

Dazu einige Zitate:

> »… die Schüler dürfen tatsächlich üben…« (I1);
> »…, dass dann ein Perspektivenwechsel stattfinden kann…« (I5)
> »Was haben die anderen eigentlich für Interessen?« (I2)
> »Also, […] für die Schüler war es denk ich ein tolles Erlebnis, haben sie auch selber rückgemeldet, dass ihnen das gefallen hat.« (I5)
> »…die Spielenden auf eine andere Art kennenlernen, als wenn sie so in ihrer Lerngruppe nebeneinandersitzen und lernen…. In punkto Lernerfolg kann ich keine Nachteile erkennen« (I7)

Als Nachteile wurden folgende Punkte genannt: Hoher Zeit- und Personalaufwand für die Planung und Durchführung. Ebenfalls benötigt man eine hohe Anzahl an Räumen, die die Schule nicht immer vorhalten kann. Außerdem wurde der Leerlauf der einzelnen Gruppen als problematisch gesehen. Benötigen die Gruppen, wenn sie nicht spielen und alles vorbereitet haben für ihre nächsten Spielzüge zusätzliche Aufgaben und wenn ja welche? Außerdem benötigen die Lehrpersonen, die das Planspiel durchführen wollen, gegebenenfalls eine Fortbildung, um sich in der Spielleitung sicher zu fühlen. Dazu folgende zwei Zitate:

»… Diese Unwissenheit […], immer ja auch so auf Abruf zu sein und […] auf alle Eventualitäten vorbereitet sein zu müssen. Und dann nicht zu wissen, was kommt dabei raus.« (I5)
»… auch die Moderation […] und auch die Auswertung der Methode stellen hohe Anforderungen.« (I6)

Zu 4.: Die Schulen benennen einen deutlichen Kompetenzzuwachs durch ein Planspiel, sehen allerdings einstimmig Schwierigkeiten hinsichtlich der Bewertung. Folgende Punkte werden dazu vorgebracht:

• Welche Kriterien?
• Operationalisierung?
• Einzel-/Gruppennote?
• Bewertung benötigt viele Lehrpersonen (siehe Personalaufwand)
• Möglicherweise negative Auswirkung auf Spielverlauf durch Bewertung

Das zeigt sich auch in folgenden Äußerungen:

»Wir haben ein Modul […], da würde ein bewertetes Planspiel meiner Meinung nach mehr Sinn machen, beim ersten Mal gleich mit Noten zu kommen, da würde ich wahrscheinlich zu viel Freiheit und Kreativität nehmen.« (I7)
»[…], das könnte ich mir schon vorstellen, dass man zum Beispiel nach dem dritten, vierten Gespräch der unterschiedlichen Planspielgruppen sagt jetzt haben sich die auf eine gewisse Art eingewöhnt und jetzt […] beobachtet man, inwieweit setzten die die Strategien ein, die in der Lehrveranstaltung vermittelt wurden, vielleicht würden die man die Lernenden auch ein bisschen zwingen, mehr an die Wissensbasis zu denken als sie das getan haben.« (I7)
»…da müsste natürlich auch der Erwartungshorizont auch klar sein.« (I7)
»… ich glaub, dass es ganz, ganz schwierig und auch zeitaufwendig ist, das Bewertungsschema aufzustellen. Nach was für Kriterien, wovon mach ich das abhängig?« (I2)
»… dann würden die […] mit angezogener Handbremse fahren.« (I2)
»… Also ich seh es eher so als Sicherungsmethode und (…) einfach noch mal zur Abwechslung zum Unterrichtsalltag. Aber so als Bewertungsinstrument muss ich sagen jetzt so ad hoc (..) würd ich sagen eher nein.« (I5)

Ergebnisse der Evaluierung für die Spielleitung (Studierenden der Pflegepädagogik) zur Planung und Durchführung eines Planspiels

Die Studierenden (N = 25) füllten nach Durchführung des Planspiels einen Evaluationsbogen aus. Die Ergebnisse zeigen, dass 17 Personen mit der Methode vorher keinen Kontakt hatten, 6 Personen schon (▶ Abb. 11.2).

Die Methode Planspiel war mir vorher bekannt

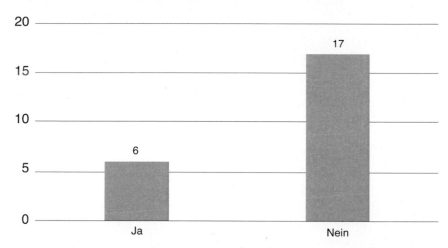

Abb. 11.2: Antworten der Pflegepädagogen (N=25) zum Statement: Die Methode Planspiel war mir bekannt.[3]

Hinsichtlich der Planung kreuzten 22 Spielleitungen an, dass der Planungsaufwand hoch war, lediglich drei bezifferten ihn als neutral (► Abb. 11.3).

Wie haben Sie das Planspiel erlebt
...hinsichtlich des Aufwands der Planung?

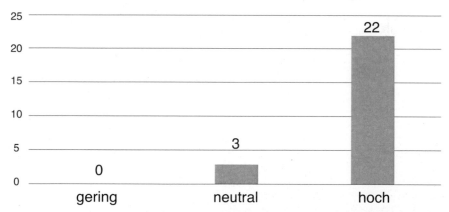

Abb. 11.3: Antwortverhalten der Spielleitungen (N=25) zur Frage: Wie haben Sie das Planspiel hinsichtlich des Aufwandes der Planung erlebt?

---

3 Für die Abb. 11.2–11.5 und Abb. 11.7 gilt, dass nicht alle Befragten jede Frage beantwortet haben.

Am Tag der Durchführung erlebten 7 Spielleitungen hohen Stress, 13 bezeichneten ihn als neutral und 4 stuften ihn als niedrig ein (▶ Abb. 11.4).

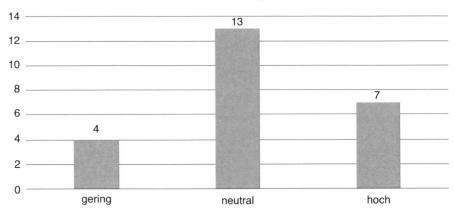

Abb. 11.4: Antwortverhalten der Spielleitungen (N=25) zur Frage: Wie haben Sie das Planspiel hinsichtlich Ihres Stressempfindens am Tag der Durchführung erlebt?

Auf die Frage »Wie haben Sie das Verhältnis von Aufwand und Nutzen erlebt?«, antworteten 14 Spielleitungen, der Aufwand sei identisch mit dem Nutzen, eine Person meinte, dass der Nutzen höher sei als der Aufwand und 8 Personen stuften den Aufwand höher ein als den Nutzen (▶ Abb. 11.5).

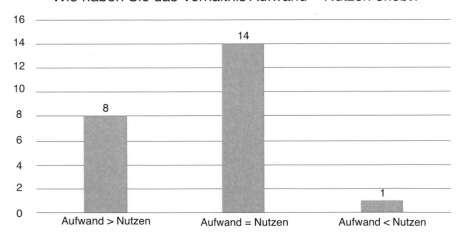

Abb. 11.5: Antwortverhalten der Spielleitungen (N=25) zur Frage: Wie haben Sie das Verhältnis Aufwand – Nutzen erlebt?

Auf die Frage: »Eignet sich die Methode Planspiel als Bewertungsinstrument?«, antworteten 15 Spielleitungen mit ja und 9 mit nein. Was bewertet werden könnte, wird in Abb. 11.6 aufgezeigt.

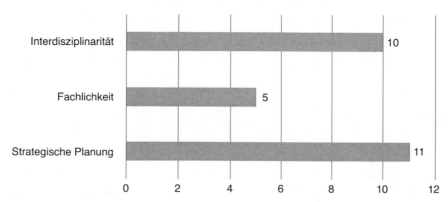

Abb. 11.6: Antwortverhalten der Spielleitungen (N=25) zur Frage: Was könnte bei einem Planspiel bewertet werden?

Der Lernzuwachs auf Seiten der Schüler wird von 11 Personen als neutral bzw. als hoch eingestuft (▶ Abb. 11.7)

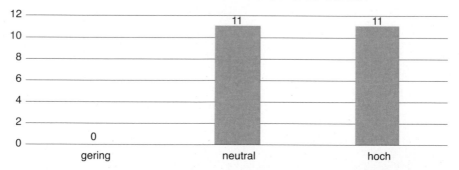

Abb. 11.7: Antwortverhalten der Spielleitungen (N=25) zur Frage: Wie haben Sie das Planspiel hinsichtlich des Lernzuwachses für die Schüler/-innen erlebt?

17 Spielleitungen geben an, sich vorstellen zu können, die Methode Planspiel zukünftig im Unterricht einzusetzen. 7 Personen meinen, dass der Aufwand zu hoch sei. Acht Personen geben an, dass ein sinnvoller Zeitrahmen für die Durchführung eines Planspiels ein Tag sei. 11 Personen meinen mehrere halbe Tage und drei Personen geben an »über mehrere Wochen«.

Limitation

Die Studierenden hätten sich einen längeren theoretischen und praktischen Input gewünscht. In der Vorbereitung wurde ein Planspiel für zwei Stunden angespielt, sodass die Studierenden einen kleinen Einblick in den Ablauf und das mögliche innere Erleben einzelner Rollen nachvollziehen können. Außerdem wurde als Rückmeldung genannt, dass die Methode des Debriefings im Vorfeld hätte mehr thematisiert werden müssen. Möglicherweise wäre es auch hilfreich gewesen, die Studierenden nochmals mit der Methode Interview vertrauter zu machen.

Ergebnisse der Evaluierung eines Planspiels für die beiden Teilnehmergruppen Schüler (N = 99) und Pflege-Dual-Studierende (N = 33)

Die folgende Tabelle (▶ Tab. 11.2) zeigt in der Gegenüberstellung das Antwortverhalten der beiden Teilnehmergruppen. Auffallend dabei ist,
  …dass die Gruppe der Studierenden dem Planspiel mit 87 % deutlich skeptischer gegenüberstand als die Gruppe der Schüler (55,6 %).
  …dass die Gruppe der Studierenden das Szenario häufiger als realistisch einstufte (97 %) als die Gruppe der Schüler (70,7 %).
  …dass beide Gruppen (84,8 %) gleich häufig angeben, dass das Planspiel Spaß gemacht hat.

Tab. 11.2: Antwortverhalten der beiden Teilnehmergruppen zu verschiedenen Fragen

	Schüler N = 99	Studierende N = 33
Durchschnittliches Alter	23,8	21,5
Geschlecht	Weiblich: 81 (81,8 %) Männlich: 14 (14,2 %)	Weiblich: 21 (63,6 %) Männlich: 10 (30,3 %)
Ich habe schonmal an einem Planspiel teilgenommen?	Ja: 37 (37,4 %) Nein: 58 (58,6 %)	Ja: 15 (45,5 %) Nein: 17 (51,5 %)
Ich war dem Planspiel anfangs skeptisch gegenüber?	Ja: 55 (55,6 %) Nein: 39 (39,4 %)	Ja: 29 (87,9 %) Nein: 3 (9,1 %)
Ich konnte mich auf meine Rolle gut einlassen.	Ja: 89 (89,9 %) Nein: 9 (9,1 %)	Ja: 29 (87,9 %) Nein: 3 (9,1 %)
Die Informationen vorher zum Planspiel waren für mich ausreichend.	Ja: 74 (74,7 %) Nein: 18 (18,2 %)	Ja: 23 (69,7 %) Nein: 10 (30,3 %)

Tab. 11.2: Antwortverhalten der beiden Teilnehmergruppen zu verschiedenen Fragen – Fortsetzung

	Schüler N = 99	Studierende N = 33
Mir hat das Planspiel Spaß gemacht.	Ja: 84 (84,8 %) Nein: 6 (6,1 %)	Ja: 28 (84,8 %) Nein: 2 (6,1 %)
Die Auswertung[4] des Planspiels fand statt in Form...	Gespräch mit der SL: 79 Bericht: 9 Untereinander: 56	Gespräch mit der SL: 27 Bericht: 2 Untereinander: 18
Ich habe das Szenario als realistisch erlebt.	Ja: 70 (70,7 %) Nein: 19 (19,2 %)	Ja: 32 (97 %) Nein: 1 (3 %)
Der Ausstieg aus meiner Rolle bereitete mir keine Probleme.	Ja: 78 (78,8 %) Nein: 14 (14,1 %)	Ja: 27 (81,8 %) Nein: 5 (15,2 %)
Ist Ihrer Meinung nach ein Planspiel bewertbar?	Ja: 74 (74,7 %) Nein: 15 (15,2 %)	Ja: 20 (60,6 %) Nein: 11 (33,3 %)

Beide Gruppen geben zudem an, dass ein Planspiel bewertbar ist. Die Schüler mit 74,1 % und die dual Studierenden mit 60,6 %. In Abb. 11.8 wird die Meinung der Schüler wiedergegeben, in Abb. 11.9 die Meinung der dual Studierenden.

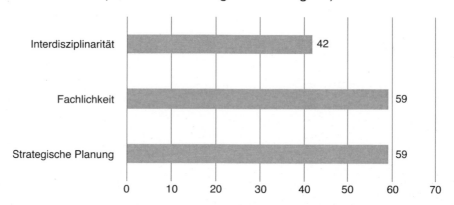

Was könnte bei einem Planspiel bewertet werden? (Mehrfachnennungen sind möglich)

Abb. 11.8: Antworten von Schülern (N=99) zu der Frage nach Bewertungsmöglichkeiten eines Planspiels

---

4 Mehrfachnennungen waren möglich.

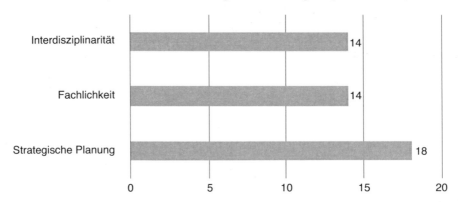

Abb. 11.9: Was ist bei einem Planspiel bewertbar (N=33) (Antworten der dual Studierenden)

Eine weitere Frage betraf den Lernertrag, den die Teilnehmenden für sich wahrnehmen. Hier unterscheidet sich das Antwortmuster der beiden Gruppen. Die Schüler beurteilen ihren Lernertrag in den beiden Bereichen Kommunikation (55,6 %) und Teamarbeit (61,6 %) als hoch (► Abb. 11.10).

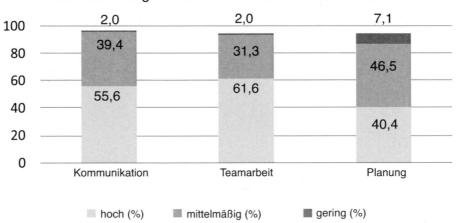

Abb. 11.10: Antwortverhalten der Schüler hinsichtlich des Lernertrags in unterschiedlichen Bereichen

Die dual Studierenden (► Abb. 11.11) beurteilen ihren Lernertrag in erster Linie im Bereich Teamarbeit (84,8 %) als hoch. Die Bereiche Kommunikation und Planung spielen eher eine mittelmäßige Rolle.

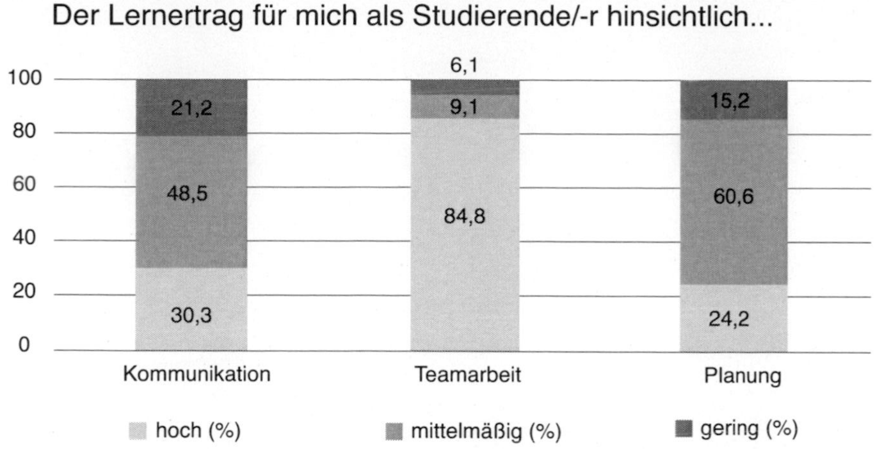

Der Lernertrag für mich als Studierende/-r hinsichtlich...

Abb. 11.11: Antwortverhalten der dual Studierenden hinsichtlich des Lernertrags in unterschiedlichen Bereichen

Limitation

Von beiden Gruppen wurde als kritisch gesehen, dass es in unterschiedlichen Phasen des Planspiels Leerlauf gab, in denen die Gruppen nicht wussten, was Sie tun sollten.

Fazit

Mit Spaß lernen – diese Möglichkeit scheint mit der Methode umsetzbar zu sein. Das spricht für die Methode, auch wenn sie im Vorfeld eine hohe Vorbereitung braucht und auch im Spielverlauf von der Spielleitung eine hohe Flexibilität benötigt wird und ein sich einlassen auf nicht vorhersehbare Prozesse. Ein hoher Anspruch an alle am Prozess Beteiligte, der sich am Ende zu lohnen scheint.